乳腺肿瘤甲状腺病学

Breast Oncothyroidology

主　审　任国胜

主　编　孔令泉　吴凯南　卢林捷

科学出版社

北京

内 容 简 介

　　本书为国内首部乳腺肿瘤甲状腺病学专著，较为全面地介绍了乳腺癌与甲状腺疾病的相互关系，乳腺癌患者中甲状腺功能异常、甲状腺结节和甲状腺癌的诊断与防治。本书对乳腺癌患者的治疗和改善预后具有重要的临床意义。

　　本书实用性强，适合肿瘤科、乳腺科、甲状腺科及其他相关科室的医生和研究生阅读。

图书在版编目（CIP）数据

乳腺肿瘤甲状腺病学／孔令泉，吴凯南，卢林捷主编．—北京：科学出版社，2017.1

　　ISBN 978-7-03-051314-4

　　Ⅰ. 乳… 　Ⅱ. ①孔…②吴…③卢… 　Ⅲ. 乳腺肿瘤–关系–甲状腺疾病–研究 　Ⅳ. ①R737.9②R581

中国版本图书馆 CIP 数据核字（2016）第 314865 号

责任编辑：沈红芬　刘　晶／责任校对：郑金红
责任印制：徐晓晨／封面设计：陈　敬

科学出版社出版
北京东黄城根北街 16 号
邮政编码：100717
http://www.sciencep.com
北京京华虎彩印刷有限公司 印刷
科学出版社发行　各地新华书店经销

*

2017 年 1 月第　一　版　开本：720×1000　1/16
2018 年 1 月第二次印刷　印张：6 3/4
字数：140 000
定价：39.00 元
（如有印装质量问题，我社负责调换）

编写人员

主　审　任国胜

主　编　孔令泉　吴凯南　卢林捷

副主编　厉红元　甘　露　赵春霞　武　赫　王　泽
　　　　孔　榕

编　者　(按姓氏汉语拼音排序)
　　　　陈浩然　戴　威　甘　露　黄剑波　孔　榕
　　　　孔德路　孔令泉　李　红　李　欣　厉红元
　　　　卢林捷　罗清清　史艳玲　唐　娟　田　袭
　　　　王　泽　王安银　魏余贤　吴凯南　吴玉团
　　　　武　赫　徐　周　赵春霞　朱远辉　Bilal Arshad
　　　　Vishnu Prasad Adhikari

主 编 简 介

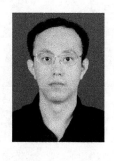

孔令泉，博士、主任医师、教授、硕士研究生导师，重庆医科大学附属第一医院教学和医疗督导专家，全国住院医师规范化培训评估专家，长期从事乳腺癌、甲状腺癌、甲状旁腺功能亢进症等普外科临床医学教研工作，并致力于乳腺癌激素增敏化疗（hormonal sensitizing chemotherapy）、乳腺癌新内分泌化疗（neoendocrinochemotherapy）、乳腺癌内分泌化疗（endo-crinochemotherapy，chemohormonal therapy）、乳腺肿瘤糖尿病学（breast oncodiabetology）、乳腺肿瘤心理学（breast oncopsychology）、乳腺肿瘤甲状腺病学（breast oncothyroidology）、乳腺肿瘤肝病学（breast oncohepatology）、乳腺肿瘤内分泌学（breast oncoendocrinology）等有关乳腺癌的基础与临床研究和乳腺疾病、甲状腺疾病及甲状旁腺疾病的科普宣传工作。2009年9月至2010年5月在法国斯特拉斯堡大学医院进修学习，2015年10月至2015年12月在法国图卢兹癌症中心进修学习。5次荣获重庆医科大学优秀教师称号；作为第一作者或通讯作者发表医疗、教学科研论文70余篇，其中SCI收录论文15篇；主研国家自然科学基金1项、省级课题3项、校级课题1项、院级课题2项，主研课题获校级教学成果一等奖1项、二等奖2项；主编《医学英语词汇》、《乳腺肿瘤糖尿病学》、《乳腺肿瘤心理学》、《关爱乳房健康——远离乳腺癌》、《关爱甲状腺健康——远离甲状腺癌》等著作8部，副主编《外科手术学基础》（双语教材），参编《实用乳腺肿瘤学》、《实用临床肿瘤学》、《肿瘤学》、《乳腺癌的生物学特性和临床对策》、《乳腺癌的基础理论和临床实践》、《普通外科临床实践（习）导引与图解》、《外科学同步辅导与习题解析》等著作10部。

主编简介

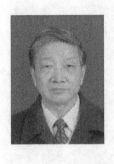

吴凯南，主任医师、教授，中国抗癌协会乳腺癌专业委员会名誉顾问（原常委），历任四川省抗癌协会理事，中华医学会外科学分会重庆市医学会外科学专业委员会委员、秘书，重庆市抗癌协会乳腺癌专业委员会委员，重庆医科大学省级重点学科"肿瘤学"学科带头人，重庆医科大学基础外科研究室副主任，重庆医科大学附属第一医院普外科副主任，内分泌乳腺外科主任，重庆市乳腺癌中心主任。曾任国内多家专业杂志编委及审稿专家。参与中国抗癌协会《乳腺癌诊治指南与规范》（第一版）的编写和审定。

从事外科临床、教学及科研工作 53 年，主要进行内分泌乳腺外科研究 37 年，在乳腺癌的病因探讨、保乳治疗、新辅助化疗、内分泌治疗及综合治疗的规范化、个体化方面进行了深入研究并有所建树。曾多次参加国内外大型学术专业会议并担任主持人或作大会报告。已发表专业论文 260 余篇，其中以第一作者发表 160 篇，多篇被著名文摘库收录。主编《实用乳腺肿瘤学》、《乳腺肿瘤糖尿病学》、《乳腺癌的生物学特性和临床对策》、《中西医诊疗方法丛书·外科学分册》、《外科手术学基础》（汉英对照）、《乳腺肿瘤心理学》、《关爱乳房健康——远离乳腺癌》、《关爱甲状腺健康——远离甲状腺癌》，主审《医学英语词汇》、《乳腺癌的基础理论和临床实践》，参编《乳腺肿瘤学》（第一、二版）、《临床外科理学诊断》等 12 部专著。荣获市级科技进步奖二等奖 1 项，省（部）级科技进步奖三等奖 2 项、地厅级医学科技成果奖 2 项（均第一完成人）。重庆医科大学教学成果奖一等奖、二等奖各 1 项，优秀教材奖二等奖 1 项。

主编简介

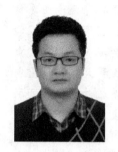

卢林捷，医学硕士，毕业于重庆医科大学临床医学七年制，荣获 2014 年国家研究生奖学金。现于广西柳州市人民医院乳腺甲状腺小儿外科工作，从事乳腺及甲状腺疾病的临床诊疗工作，并致力于乳腺癌发病机制和防治的临床研究，以及乳腺、甲状腺等疾病的科普宣传工作。发表科研论文 10 余篇，其中以第一作者或共同第一作者发表 SCI 论文 5 篇。主编或副主编《乳腺肿瘤心理学》、《关爱甲状腺健康——远离甲状腺癌》、《关爱乳房健康——远离乳腺癌》等著作 4 部，参编《乳腺肿瘤糖尿病学》、《实用乳腺肿瘤学》等著作 3 部。

前　言

　　乳腺癌与甲状腺疾病均是现代女性的常见病。乳腺与甲状腺同属激素反应性器官，内分泌功能变化与腺体疾病的发生有着密切关系。我国中医很早就关注到了乳腺肿瘤与甲状腺疾病的相关性，一些古老的中医药方剂，如小金丹、夏枯草等的应用指征同时包括乳癖（乳房良性肿块）、乳岩（乳腺癌）、瘿瘤（如甲状腺肿瘤、甲状腺肿）等。乳腺癌与甲状腺疾病的相关性在 19 世纪也引起了西方学者们的关注，陆续有文献报道乳腺癌患者中甲状腺疾病发生率明显高于正常人群，而某些甲状腺疾病也被认为与乳腺癌的发病具有相关性。作者临床研究发现，乳腺癌患者中存在较高比例的甲状腺功能异常、甲状腺炎、甲状腺结节及甲状腺肿瘤等，且乳腺癌患者化疗期间甲状腺结节的超声检查 TI-RADS 分类易被降期。然而，目前乳腺癌患者中的甲状腺疾病问题尚未引起医生和患者的足够重视，这将影响乳腺癌患者的治疗和预后。

　　目前国内外尚无专门阐述乳腺肿瘤甲状腺病学的专著。作者在多年来关注乳腺肿瘤甲状腺病学的基础上，查阅了大量的国内外相关文献，提出乳腺肿瘤甲状腺病学（breast oncothyroidology）的概念，并完成了国内外首部有关乳腺癌和甲状腺疾病相互关系的专著——《乳腺肿瘤甲状腺病学》。希望本书的出版有助于对乳腺癌和甲状腺疾病相互关系的探讨，从而引起肿瘤科医师、外科医师、乳腺科医师、甲状腺科医师及医学研究生们对乳腺肿瘤甲状腺病学的重视，进一步深入研究乳腺癌和甲状腺疾病的相互关系，以利于乳腺癌等恶性肿瘤的预防、治疗和改善患者预后。

　　参与本书编写和校对的人员有：重庆医科大学附属第一医院的吴凯南、任国胜、厉红元、孔令泉、甘露、魏余贤、孔德路、赵春霞、武赫、戴威、李欣、吴玉团、Vishnu Prasad Adhikari、Bilal Arshad、朱远辉、陈浩然、徐周、唐娟、李红，成都永康制药有限公司学术部的田袤，广西柳州市人民医院的卢林捷，复旦大学附属华山医院的黄剑波，上海交通大学医学院附属仁济医院的罗清清，河北医科大学的王泽，湖南师范大学的孔榕，中国医科大学的王安银等。由于编者水平有限，书中错漏之处在所难免。我们殷切期待广大读者对本书提出宝贵意见（联系人：孔令泉；邮箱：huihuikp@163.com），以便再版时进一步修正和完善。本书在编写过程中得到了重庆医科大学、重庆医科大学附属第一医院和科学出版社的支持与帮助，在此致以衷心的感谢！

编 者

2016 年 10 月于重庆

目　录

第一章　乳腺肿瘤甲状腺病学概述

乳腺癌与甲状腺疾病均是现代女性的常见病。机体是一个复杂的统一体，为了适应内外环境的变化，内分泌腺体之间必然存在着复杂的联系，而腺体之间的相互作用也影响着腺体的功能活动。甲状腺、乳腺同属于受下丘脑-垂体腺体轴调控的激素受体敏感性器官，甲状腺在碘的吸收、合成甲状腺激素和性激素方面，乳腺在受雌激素、孕激素调节方面，存在许多共同点，而甲状腺和乳腺之间的一些调控通路的交叉相互作用可能也是导致甲状腺癌的发生与乳腺癌的发生、发展存在一定关系的原因。我国中医很早就关注到了乳腺肿瘤与甲状腺疾病的相关性，一些古老的中医药方剂，如小金丹、夏枯草等的应用指征同时包括乳癖（乳腺良性肿块）、乳岩（乳腺癌）、瘿瘤（如甲状腺肿瘤、甲状腺肿）等。乳腺癌与甲状腺疾病的相关性在 19 世纪也引起了西方学者们的关注，陆续有文献报道乳腺癌患者中甲状腺疾病发生率明显高于正常人群，而对于某些甲状腺疾病也被认为与乳腺癌的发病具有相关性[1-4]。有研究显示，乳腺癌患者中有较高比例的甲状腺功能异常和甲状腺癌的发生率，但因多无明显的症状而不被关注，这难免会影响乳腺癌的治疗和预后[5-10]。作者在临床工作中也注意到，乳腺癌患者中存在较高比例的甲状腺功能异常、甲状腺炎、甲状腺结节及甲状腺肿瘤等；同时，乳腺癌患者确诊后尤其是化疗期间甲状腺结节超声检查 TI-RADS 分类易被降期而被误诊为良性，可能与化疗期间下丘脑-垂体-甲状腺轴被抑制，致 TSH 分泌减少，从而抑制了甲状腺结节的生长有关。然而，目前乳腺癌患者中的甲状腺疾病问题尚未引起医生和患者的足够重视，这将影响乳腺癌患者的治疗和预后。因此，有必要加强对二者相关性的研究。

一、甲状腺功能异常和甲状腺癌患者中乳腺癌的发病风险增加

Kuijpen 等[11]从 1994 年至 2003 年，随访研究了 2775 例未患乳腺癌妇女约 9 年，到 2003 年仍有 2748 例妇女参与研究，在此期间记录所有新发乳腺癌及相关死亡病例，发现甲减及低水平 FT_4 绝经后妇女中患乳腺癌的风险增加（OR = 2.3）。Hardefeldt 等[12]研究发现自身免疫性甲状腺炎患者中乳腺癌风险增加（OR = 2.92），甲状腺自身抗体的存在与乳腺癌的发生风险呈正相关（OR =

2.02）。Natalie Prinzi 等[4]综合评估了合并甲状腺良性或恶性疾病患者中患乳腺癌的风险，筛选了来自意大利中部及南部共 3921 例患有甲状腺疾病的女性患者，并分为无结节性甲状腺疾病组、伴结节性甲状腺疾病组及伴分化型甲状腺癌组，以年龄分层，分别研究各组中乳腺癌的发生情况，并与正常人群中乳腺癌发生率对比。结果显示：患有甲状腺良性或恶性疾病的女性患者中乳腺癌的发生风险显著增高（OR = 3.33），尤其在年轻女性患者中表现明显（OR = 15.24）。Simon等[13]研究发现有甲状腺癌病史的女性中患乳腺癌的风险显著增高（OR = 2.7），且这种风险的增高主要表现在经产妇中（OR = 3.4）。Van Fossen 等[14]研究发现女性甲状腺癌患者中患乳腺癌风险较普通人群增加 0.67 倍，而男性甲状腺癌患者再发乳腺癌风险较普通人群增加 20 倍。

二、乳腺癌患者中甲状腺功能异常和甲状腺癌的发病风险增加

有研究者对 1136 例原发性乳腺癌患者及 1088 例曾进行过乳腺癌筛查的健康女性进行回顾性研究发现，乳腺癌患者中原发性甲状腺功能减退的发生率为 21.3%（242/1136），明显高于正常人群[15]。作者等[7]同期检测并比较了 112 例原发性乳腺癌与 235 例良性乳腺疾病患者首次入院时的甲状腺功能变化，发现首次确诊的乳腺癌患者中甲状腺功能降低的发生率为 21.4%，乳腺良性疾病甲状腺功能降低发生率仅 7.2%，乳腺癌患者中游离三碘甲状腺原氨酸（free triiodothyronine，FT_3）水平明显低于良性乳腺疾病患者（$P = 0.042$）。希腊的一项前瞻性研究[16]发现，自身免疫性甲状腺疾病在乳腺癌患者中的发生率为 43.9%，明显高于良性乳腺疾病组（19%）及健康人群组（18.4%）。Park等[17]对 518 例乳腺癌术后患者进行甲状腺超声检查，发现有 42 例（8.1%）患者有可疑甲状腺病变，再行超声下针吸细胞学检查，对其中 18 例有细胞形态异常者行甲状腺手术切除病检，结果发现除 5 例为单纯性甲状腺肿外，其余 13 例（2.5%）均为甲状腺癌，且同时伴乳腺癌和甲状腺癌者 6 例（1.2%），其余 7例（1.3%）平均在乳腺癌术后 33 个月被确诊为甲状腺癌，提示乳腺癌患者伴发甲状腺癌的概率较高。

三、甲状腺功能异常和甲状腺癌对乳腺癌治疗及预后的影响

甲减是由于各种原因致甲状腺激素合成、分泌或生物效应不足所导致的低甲状腺激素血症，或甲状腺激素抵抗而引起的全身性低代谢综合征。其主要病理改变为黏液性水肿，各组织间隙内（如皮肤、心肌、脑组织、骨骼肌等）含有大

量的黏液性物质。这是由于酸性黏多糖分解减慢所致，可引起器官、组织受损与功能障碍。有研究认为乳腺癌与甲减存在一定的相关性，甚至有人认为甲减是乳腺癌发生的危险因素，与乳腺癌预后不良有关，可促进肿瘤生长转移[5]。无症状的轻度甲减一般不会引起严重的围手术期问题，但中至重度甲减患者，由于全身组织器官功能减退，若未进行系统的甲状腺素替代治疗，即使小剂量的麻醉药，也可能引起严重的呼吸循环抑制，围手术期易发生心功能不全、甲状腺功能减退性昏迷等并发症，影响患者的康复甚至危及生命。Nagi Kumar 等[18]通过研究乳腺癌化疗患者出现体重增加、疲乏或昏睡的原因发现，化疗结束后患者 T_3 树脂摄取水平明显降低，TBG 明显增高，认为以上症状可能是由化疗所致的甲减引起，并推测化疗有使亚临床甲减患者甲状腺功能进一步减低的效应。低 T_3 综合征，也称为甲状腺功能正常的病态综合征（euthyroid sick syndrome，ESS），是指非甲状腺疾病原因引起的伴有低 T_3 的综合征。肿瘤、心理疾病、严重的全身性疾病和创伤等都可致甲状腺激素水平的改变，它反映了机体内分泌系统对疾病的适应性反应。有研究显示乳腺癌患者中存在较高比例的低 T_3 综合征[10]。甲状腺危象是甲状腺功能控制不佳的甲亢患者受到应激刺激后出现的一种严重并发症，可由感染、手术、外伤等引起，病情严重者可迅速出现心力衰竭、肺水肿、脑水肿和昏迷，甚至死亡[6,8,9]。

甲状腺癌导致的锁骨上或颈部淋巴结转移、肺转移等远处转移病灶，将严重影响对乳腺癌病情和分期的判断及治疗。如为乳腺癌远处转移，则患者的病情已属晚期；如为甲状腺癌转移，施行甲状腺癌根治术后再进行放射性核素治疗和甲状腺癌的内分泌治疗，患者仍有较大的治愈机会。

综上，乳腺癌与甲状腺疾病有着一定的相关性，有必要加强二者相关性的研究。但目前国内外尚无专门阐述乳腺肿瘤甲状腺病学的专著。作者在多年来关注乳腺肿瘤甲状腺病学的基础上，查阅了大量的国内外相关文献，提出乳腺肿瘤甲状腺病学的概念，并完成了国内外首部有关乳腺癌和甲状腺疾病相互关系的专著——《乳腺肿瘤甲状腺病学》。希望本书对乳腺癌和甲状腺疾病相互关系的探讨，会引起肿瘤科医师、外科医师、乳腺科医师、甲状腺科医师及医学研究生们对乳腺肿瘤甲状腺病学的重视，进一步深入研究乳腺癌和甲状腺疾病的相互关系，以利于乳腺癌等恶性肿瘤的预防、治疗和改善患者预后。

（孔令泉　吴凯南）

参 考 文 献

[1] 赵春霞，卢林捷，孔令泉，等．乳腺原位癌并发甲状腺微小乳头状癌一例．中华内分泌外科杂志，2015，9（5）：440.

［2］孔令泉，赵春霞，厉红元．关注乳腺癌患者中甲状腺功能异常及甲状腺癌的筛查诊治．中华内分泌外科杂志，2017，11（1）：1-4.

［3］Freitas PA，Vissoci GM，Pinto RM，et al. Study of the Prevalence of Autoimmune Thyroid Disease in Women with Breast Cancer. Endocrine practice：official journal of the American College of Endocrinology and the American Association of Clinical Endocrinologists. 2015.

［4］Prinzi N，Baldini E，Sorrenti S，et al. Prevalence of breast cancer in thyroid diseases：results of a cross-sectional study of 3921 patients. Breast Cancer Research and Treatment，2014，144（3）：683-688.

［5］孔令泉，赵春霞．伴甲亢的乳腺癌的处理//吴凯南主编．实用乳腺肿瘤学．北京：科学出版社，2016：4.

［6］孔令泉，赵春霞．伴甲低（减）的乳腺癌的处理//吴凯南主编．实用乳腺肿瘤学．北京：科学出版社，2016：4.

［7］黄剑波，金梁斌，孔令泉，等．乳腺癌患者治疗期间甲状腺功能的变化研究．重庆医科大学学报，2014，39（1）：57-60.

［8］黄剑波，邢雷，孔令泉，等．合并甲亢的乳腺癌患者微创术后发生甲状腺危象及化疗后甲低1例分析．重庆医科大学学报，2012，37（4）：379-380.

［9］黄剑波，汲广岩，孔令泉，等．合并原发性甲亢的乳腺癌患者围手术期及化疗期间甲状腺危象的防治．重庆医学，2012，41（27）：2873-2874.

［10］Huang JB，JI GY，Xing L，et al. Implication from thyroid function decreasing during chemotherapy in breast cancer patients：chemosensitization role of triiodothyronine. BMC Cancer，2013，13：334.

［11］Kuijpens JL，Nyklictek I，Louwman MW，et al. Hypothyroidism might be related to breast cancer in post-menopausal women. Thyroid：Official Journal of the American Thyroid Association，2005，15（11）：1253-1259.

［12］Hardefeldt PJ，Eslick GD，Edirimanne S. Benign thyroid disease is associated with breast cancer：a meta-analysis. Breast Cancer Research and Treatment，2012，133（3）：1169-1177.

［13］Simon MS，Tang MT，Bernstein L，et al. Do thyroid disorders increase the risk of breast cancer? Cancer epidemiology，biomarkers & prevention：a publication of the American Association for Cancer Research，cosponsored by the American Society of Preventive Oncology，2002，11（12）：1574-1578.

［14］Van Fossen VL，Wilhelm SM，Eaton JL，et al. Association of thyroid，breast and renal cell cancer：a population-based study of the prevalence of second malignancies. Annals of Surgical Oncology，2013，20（4）：1341-1347.

［15］Cristofanilli M，Yamamura Y，Kau SW，et al. Thyroid hormone and breast carcinoma. Primary hypothyroidism is associated with a reduced incidence of primary breast carcinoma. Cancer，2005，103（6）：1122-1128.

［16］Gogas J，Kouskos E，Tseleni-Balafuta，et al. Autoimmune thyroid disease in women with breast carcinoma. Eur J Surg Oncol，2001，27：626-630.

［17］Park JS, Oh KK, Kim EK, et al. Sonographic detection of thyroid cancer in breast cancer pa-
tients. Yonsei Medical Journal, 2007, 48（1）: 63-68.

［18］Nagi Kumar, Kathryn A A, Diane Riccardi. Fatigue, weight gain, lethargy and amenorrhea in
breast cancer patients on chemotherapy: is subclinical hypothyroidism the culprit? Breast
Cancer Research and Treatment, 2004, 83（2）: 149-159.

第二章　中医对乳腺和甲状腺疾病的认识

中医外科古称"疡科"，历来以"疮疡"为主要的研究对象，而"疮疡"之中又以"痈疽"类疾病论治最多，包括疮疡、乳房病、瘿、瘤、岩、肛门直肠疾病、男性前阴病、皮肤病及性传播疾病、外伤性疾病与周围血管病等。现在临床上的乳腺疾病与甲状腺疾病都属于中医外科的范畴。

《卫济宝书》首先将乳腺癌列为"疽"的范畴。元朝杨士瀛在《仁斋直指附遗方论》中，最早对癌的特征进行了叙述，认为"癌者上高下深，岩穴之状，颗颗累垂……毒根深藏，穿孔透里。男则多发于腹，女则多发于乳，或项或肩或臂，外证令人昏迷"。明朝薛己《外科枢要》又将五瘤列入痈疽研究的内容；王肯堂在《疡科证治准绳》中对瘿瘤进行了描述，并提出固定肿瘤不能用手术治疗的原则。清朝祁坤在《外科大成》指出失荣（颈部原发性恶性肿瘤和恶性肿瘤颈部淋巴转移，包括淋巴肉瘤、甲状腺癌、霍奇金病、鼻咽癌、喉癌的颈淋巴结转移和腮腺癌等）、舌疳（舌癌）、乳岩（乳腺癌）、肾岩翻花（阴茎癌）为疡科四绝症，均属于疽证范围；晚清王维德提出外科病证明确分阴阳，并主张治阴疽应"阳和通腠，温补气血"，并创制治疗阴疽的名方"阳和汤"、"小金丸"等。至此阴疽的概念完全建立[1]。

乳腺和甲状腺具有相似的生理特征，乳腺癌与甲状腺疾病的发病机制为气滞痰凝血瘀，与肝、肾、脾的生理功能密切相关。

一、中医对乳岩（乳腺癌）的认识

（一）中医对乳岩（乳腺癌）的证治发展

"癌"由"嵒"和"疒"组成。"嵒"同"岩"，古时中医临床观察到恶性肿瘤质地坚硬固定，表面凹凸不平，宛如岩石一样，故称为"岩"，加上"疒"字旁就是"癌"。故中医的"乳岩"就是指乳腺癌。历代中医文献对乳腺癌的病症、病因病机、辨证论治、诊断预后等方面都有着丰富的记载，经过几千年的发展，中医治疗乳腺癌逐渐形成了较完整的理论体系。

1. 秦汉时期

关于乳腺癌类似症状的记录最早见于《黄帝内经·灵枢·痈疽篇》，其指出

"疽者，上之皮夭以坚，上如牛领之皮"。此"牛领之皮"与现代临床描述的"橘皮样"改变相一致。秦汉时期乳岩被归于痈疽类疾病，没有专门的记载，仅有相关症状的描述[2]。

2. 魏晋时期

该时期的医家对乳腺癌的认识和治疗进行了比较深入的论述，该时期的古籍中已经有较完善的关于理、法、方、药等方面的记载。西晋时期皇甫谧在《针灸甲乙经》卷十二的"妇人杂病等第十"中记载了针灸治疗乳房疾病中的乳痈和妬乳。其中关于乳痈的记载有"乳痈，凄索寒热，痛不可按，乳根主之"、"乳痈太冲及复溜主之"、"乳痈有热，三里主之"；关于妬乳的记载有"妬乳，太渊主之。"皇甫谧已经能够熟练地运用针灸治疗乳疾，并指出乳根、太冲、复溜、太渊、足三里等穴位可以治疗乳疾。

中医文献中有关乳腺癌的记载最早出现于公元4世纪东晋时期葛洪的《肘后备急方》。葛洪在"治痈疽妬乳诸毒肿方"篇中有"若恶核肿结不肯散"、"痈结肿坚如石，或如大核，色不变，或做石痈不消"、"若发肿至坚而有根者，名曰石痈"等描述，这里仍将其归入痈类疾病，文中描述了乳腺癌肿块的石样硬度。

南朝齐龚庆宣在《刘涓子鬼遗方》中记载了乳痈、发乳、妬乳等病的治疗方药。关于乳痈的记载有"治乳痈，已服生地黄汤，取利后服此淡竹叶汤方"；关于发乳的记载有"治发背痈及发乳，兼味竹叶汤下"、"治痈疽，发背、乳，大去脓后，虚惙少气欲死，服此远志汤方"；关于妬乳的记载有"治妇人妬乳，辛夷汤方"、"治妇人妬乳生疮，雌黄膏方"；关于乳结肿的记载有"治妇人客热，乳结肿，或遗或作痈，内补黄芪汤方"[2]。

3. 隋唐时期

该时期医家开始注重对单病种的病因、病机分析及治疗，逐渐重视内外法并用治疗乳腺癌，并发展了经络学说，对后人用针灸治疗乳腺癌产生了影响。至隋朝，医家巢元方集自身经验所成撰写的《诸病源候论》，可以说是第一部较完整地介绍乳房疾病的书。书中记录了乳肿、妬乳、乳痈、乳疮、痈发乳、乳结核、乳石痈等乳房疾病，内容不仅局限于对病因病机的认识，关于临床特点也做了相应记录。他在书中的"乳石痈候"中详细描述了乳石痈的形态、临床表现及病因病机："乳石痈之状，微强不甚大，不赤，微痛热，热自歇，是足阳明之脉，有下于乳者，其经虚，为风寒气客之，则血湿结成痈肿，而寒多热少者，则无大热，但结核如石，谓之乳石痈"。这里称"乳石痈"以区别于一般痈证，是我国医学文献中"奶岩"、"乳岩"、"乳癌"等命名的起源。在病因方面，巢氏已经认识到外邪"风寒气"和正气不足"经虚"两个方面的因素。在病机方面，他已认识到该病与其他痈疽不同，其病机为气滞血瘀和寒多热少，还提出了乳房归属足阳明胃经的论点。书中还载有"石痈者，亦是寒气客于肌肉，折于血气，结聚所成，其肿结确实，至劳有根，核皮相亲，不甚热，微痛，热时自歇，此寒多热少，坚如石"，说明乳石痈的临床特点是乳房肿块坚硬如石，而且对肿块与皮肤粘连的表现特征做了准确又形象的描述，称之为"核皮相亲"，反映了乳房肿块的性质，至今仍有重要的诊断意义。

唐朝"药圣"孙思邈编纂了我国最早的一部临床实用百科全书《备急千金要方》，该书对乳腺疾病的发展做出了贡献。书中所载妒乳症状、诊断及治疗有"妇人女子乳头生小浅热疮，痒搔之黄汁出，浸淫为长百种，治不瘥者，动经年月，名为妒乳……宜以赤龙皮汤及天麻汤洗之，敷二物飞乌膏及飞乌散佳。若始作者，可敷黄芩漏声散及黄连胡粉散并佳"。从"乳头浅热疮"和"痒骚之黄汁出"的症状描述及"百种治不差者"的预后来看，"妒乳"相当于现今的乳头湿疹样癌[2]。

4. 宋金元时期

进入宋代后，我国中医学发展进入了前所未有的高度，该时期医家对乳腺癌的认识进一步深化，对乳腺癌病因病机的分析、辨证论治、转移及预后有了更详细的记载，为后人创制了疗效显著的方药。

金朝窦汉卿在《疮疡经验全书》中提到青年妇女也有乳腺癌的发生，即"已嫁未嫁皆生"，历史性地明确提出了"阴极阳衰"病机学说，认为乳岩的病机是阳气不足，导致阴寒过盛，寒痰凝聚而形成，"此毒阴极阳衰，奈虚阳结而与血无伤，安能散，故此血渗于心经，即生此疾"。同时，窦氏还提出了早治早愈的诊治思想，认为"早治得生，若不治，内遗肉烂，见五脏而死"，这与现代"三早"方针防治肿瘤相一致[2]。

5. 明清时期

明朝龚廷贤所著的《寿世保元》中记载"妇人奶岩，始有核肿如鳌，棋子大，不痛不痒，五七年方成疮。初，便宜多服疏气行血之药，须情思如意则可愈"。龚氏已经开始注重对乳腺癌进行分期、分阶段的治疗，指出了乳腺癌初期治疗宜使用疏肝理气、活血之品，同时还应注意情志调理在治疗中的作用，并在书中记载了晚期乳腺癌的临床表现。

明朝陈实功是中医外科学趋于成熟时期的代表人物，也是将中医治疗乳腺癌理论推向完善的代表人物。在其代表作《外科正宗》中总结了明代以前中医外科的理论和临床实践，记述了多种外科疾病，以"例证最详，论治最精"见称。书中关于乳腺癌分列有"乳痈乳岩论"、"乳痈乳岩看法"、"乳痈乳岩治法"、"乳痈乳岩治验"等章节，详细论述了本病的症状、病因病机及治则治法，认为"夫乳病者，乳房阳明胃经所司，乳头厥阴肝经所属"，指出了乳房的经络脏归属。

清朝王维德在《外科证治全生集》的"乳岩治法"一章中，继承了金代窦汉卿关于乳腺癌为"阴毒"的观点，认为"初起乳中生一小块，不痛不痒，证与瘰病恶核相若，是阴寒结痰。此因哀哭忧愁，患难惊恐所致"。[2]

（二）中医对乳岩（乳腺癌）病因病机的认识

1. 肝与气滞[3]

肝藏血，主疏泄。肝气主升，喜条达。肝脏疏泄正常，则气血通调，脏腑平和。中医学论"肝主疏泄"，可能与肝经循行路线涉及多处内分泌腺有关。《灵枢·经脉》中记载"肝足厥阴之脉……循股阴，入囊中，绕阴器，抵少腹（性腺），挟胃，属肝络胆（脾、胰腺），上贯膈，布胁肋（胸腺、乳腺），循喉咙之后（甲状腺）……连目系，上出额，与督脉会于巅（松果体、垂体、下丘脑等）"。故中医概念中的肝，其生理功能和病理变化涉及人体多个系统；肝主疏泄的功能与西医学的神经-内分泌-免疫网络系统密切相关。气是人体生命活动的动力。气在正常情况下运畅无阻，升降出入，循行全身各部。人体各种功能的活动均依赖于气的运行。因肝主疏泄，调畅气机，故机体气滞病变，多与肝脏密切相关。气机郁滞影响到血和津液的运行，则可引起血瘀、痰聚，形成瘀血、痰饮等病理产物，而瘀血痰浊的形成，又可加重气的郁滞，终致瘀血、痰浊结于乳络，发为肿块。气滞为先导，渐致血瘀、痰凝等相兼为患，就成为乳岩、瘿瘤发生发展的关键。

2. 脾、肾与痰浊[3]

"痰"在宋代以前，写作"淡"，是指人体水谷、津液与内外致病因素共同结合而形成的病理性产物。近代西方医学传入后，被借用为痰（sputum），指气管、支气管、肺泡所产生的分泌物。人体水液代谢离不开肺、脾、肾、三焦、膀胱的气化功能。《素问·经脉别论》认为"饮入于胃，游溢精气，上输于脾，脾气散精，上归于肺，通调水道，下输膀胱，水精四布，五经并行，合于四时五脏阴阳，揆度以为常也"。痰浊是津液代谢障碍、异常停留而成。津液赖气化以宣通，故痰之病变与气滞密切相关。若气机失调，则津液停积而为痰，又进一步阻碍气化功能。痰浊的形成，主要和脾、肾功能失常有关，肝、脾、肾三脏关系密切，故有"肝肾同源"、"见肝之病知肝传脾"一说。"行则为液，聚则为痰，流则为津，止则为涎，顺于气则安，逆于气则重"，故脾肾阳虚，肾虚不能温化水湿，脾虚不能运化水湿，导致水液停留，聚而成痰，痰湿气血结于乳络、喉结，形成乳岩和瘿瘤。化痰散结法是中医痰证的主要治法之一，主要适用于因痰浊凝结所致的痰核留结证。

3. 血瘀[3]

血瘀是肿瘤发病的重要病理基础，是乳岩、瘿瘤的病机之一。寒热虚实皆可致瘀，主要与肝、肾有关。肾为气血之本。肾阳虚血失温煦，肾气虚运血无力，肾阴虚内热灼血，故肾虚可致血瘀；女子以肝为先天。肝藏血，主疏泄，肝气郁滞，气机不畅，气滞则血行瘀滞；若肝郁日久，蕴热化火，灼烁阴液，阴血凝聚，血行不畅也可致瘀。

4. 热毒[3]

《丹溪心法》记载"乳房，阳明所经；乳头，厥阴所属"。足阳明胃经运行路线多气多血。女性每多情志不畅，日久郁而化热生火，火热之邪，入于血分，蕴成火毒。血热搏结则运行失常，津液受灼则成痰热互结，气血痰浊热毒壅阻乳络，日久成积，发为乳岩。尤其乳岩的中晚期，热毒壅盛蕴结乳中，溃后流臭污血水，或翻花。

二、中医对"瘿瘤"（甲状腺疾病）的认识

（一）中医对"瘿瘤"的证治发展

"瘿瘤"属于中医学"瘿病"范畴。早在公元 3 世纪，战国时期的《淮南子·坠形篇》及《庄子·德充符第五》中记述"瓮盎大瘿说齐桓公，桓公说之，而视全人，其脰肩肩"，指出瘿病的临床表现。汉朝许慎在《说文解字》中注"瘿，颈瘤也"[4]。《汉唐方书·小品方·卷第十·治瘿病诸方》记载"瘿病者，始作与瘿核相似。瘿病喜当颈下，当中央不偏两边也，乃不急腄然，则是瘿也"[5]。因瘿与瘤病因和病理相似，故又称"瘿瘤"。瘿是甲状腺疾病的总称。至晋隋唐时期指出了瘿病的病因病机。隋朝巢元方在《诸病源候论·瘿候》中首提"瘿病"一名，将其区别为血瘿、息肉瘿和气瘿三种。唐朝孙思邈在《诸病源候论·卷之三十九·妇人杂病诸候三》中提到"瘿病者，是气结所成。其状，颈下及皮宽腄腄然，忧恚思虑，动于肾气，肾气逆，结宕所生。又，诸山州县人，饮沙水多者，沙搏于气，结颈下，亦成瘿也"。孙思邈提出石瘿、气瘿、劳瘿、土瘿和忧瘿五瘿的名称[5]。宋代《太平圣惠方·卷第三十五·治瘿病诸方》中记载："瘤初结者，由人忧恚气逆，蕴蓄所成也。久饮沙石流水，毒气不散之所致也。皆是脾肺壅滞，胸隔痞塞，不得宣通。邪气搏于咽颈，故令渐渐结聚成瘿。"宋代《圣济总录·卷第一百二十五·瘿瘤门·诸瘿统论》中记载："忧恚劳气，郁而不散，若或婴之，此瘿所为作也。亦有因饮沙水，随气入脉，留连颈下而成，又山居多瘿颈，处险而瘿也。"[5]在明清时期，体现出了气滞血瘀痰凝是

其致病的重要因素。清朝陈实功在《外科正宗·卷之二·上部疽毒门·瘿瘤论》中记载："夫人生瘿瘤之症，非阴阳正气结肿，乃五脏瘀血、浊气、痰滞而成。"[5]现代中医专家学者对本病进行具体分类，认为"瘿病"范围很广，皆以颈前逐渐瘿肿或结而成块为标志性临床症状。呈现"瘿囊"是以颈前肿块，块形较大，弥漫对称，其状如囊，触之光滑柔软为特征[4]。

（二）中医对"瘿瘤"病因病机的认识

瘿瘤的病变以颈部两侧肿大或结节，或耳前后、锁骨窝、腋下甚至腹股沟等淋巴结肿为主要临床表现。这主要是足厥阴肝经、足少阳胆经循行路线。临床所见本病多以情志因素所引起，且以局部病变为主，初为标实，日久正虚，虚实夹杂，而致本虚标实。现在认为石瘿相当于现代医学的甲状腺瘤、慢性纤维化性甲状腺炎；肉瘿相当于现代医学的甲状腺腺瘤、甲状腺囊肿；气瘿相当于单纯性甲状腺肿及地方性甲状腺肿或甲状腺功能亢进症等。而桥本甲状腺炎在不同阶段近似气瘿、肉瘿，甚至相当于石瘿。

1. 中医对瘿瘤形成病因的认识[3]

（1）肝与情志内伤：《济生方》中记载："夫瘿瘤者，多由喜怒不节，忧思过度，而成斯疾焉。"中医学基础理论指出，多种情志反复或强烈的刺激均可伤肝，肝失疏泄则肝气郁结。"郁"在这里有两层含义，一指情志怫郁，二指气机郁滞。瘿瘤发病以情志所伤最为多见，是该病的发病主因。

（2）脾与饮食失宜：隋朝巢元方在《诸病源候论》中明确指出瘿瘤"由忧恚气结所生，亦曰饮沙水，沙随气入脉，搏颈下而成之"。因此，水土环境及肥腻厚味的饮食习惯易招致痰湿饮邪停积，进一步损伤脾胃，日久而形成瘿瘤。

（3）肾与先天体质：素体阴虚，肝肾不足，或先天禀赋不足，加上后天调摄不当，致肝肾阴虚，虚火妄动，煎熬津液而成痰，凝聚颈部成为瘿瘤。产后气阴虚弱，若有郁火，更易伤阴助火，则灼津成痰，搏于颈下也易形成瘿瘤。

2. 中医对瘿瘤形成病机的认识[4]

瘿瘤的形成机制，正气虚弱是内因，加上多种致病因素的作用，使肝郁不疏，脾运不健，脏腑功能失调，经络阻滞，导致气滞、痰凝、血瘀等病理变化，病理产物结于颈靥，日久而形成瘿瘤。病机演变过程中，气滞则痰凝血瘀，血瘀则碍气痰阻，痰阻则血瘀气滞，三者互结则病益深，若有渐化之征，则病有向愈之势。

三、乳病与瘿病共同发病的中医治疗

针对乳腺癌兼甲状腺疾病，中医的治疗方法分为外科手术和内科药物治疗。

1. 中医治疗乳病[3]

中医治疗乳病的经验是经过漫长的积累，逐步加强对乳腺癌的认识，形成完整的治疗理论体系。治疗手段非常丰富，可使用针灸、艾灸、外用膏药、内服药物治疗乳病。由于乳腺癌的病情复杂多样，证型也变化多端，不同医家的分型不尽相同。国家中医药管理局颁布的《中医病症疗效标准》（ZY/T01.2-94）将乳腺癌分为3型：肝郁痰凝证、冲任失调证、正虚毒炽证。

2. 中医治疗瘿病

最早在三国时期就已出现手术治疗瘿病的外科方法，《三国志·魏书》中记载"贾逵与典农校尉争公事，不得理，乃发愤生瘿，后所病稍大，自启愿欲令医割之"。这个故事从侧面说明当时已进行过手术治疗瘿病的探索[6]。而早期内科治疗药物多选用咸寒软坚散结的药物，以海藻、昆布等最常用。而随着研究的不断深入，疗法越来越多样化，出现了许多专药专方，疗效显著[4]。隋唐时期有医家使用动物甲状腺组织（靥）治疗瘿病。唐朝王焘的《外合秘要》记载了羊靥、鹿靥用于治疗瘿病[6]。现代医家对于瘿病辨证分型的认识各有差异，这里将甲状腺疾病主要分为3个证型：痰气凝滞型、肝郁脾虚型、阳虚寒凝型[4]。

3. 中医治疗乳瘿并发[7]

早期多数医家在认识和辨治"痈疽"时仅以具体疾病加以论治，只是对其发病机制与治疗方法有详细研究。到明清时期，中医外科医家开始认识到痈疽应分阴阳，但并未进行严格区分，直到晚清王维德在《外科证治全生集》中才将痈疽分为阴证、阳证和有阴有阳证，特别是对阴疽类的病证特点、主要疾病和辨治原则进行了讨论，并研制了治疗阴疽类疾病有效的方剂，开创了阴疽专治的先河。

阴疽类疾病是包括一类以虚寒证为主的外科阴性疮疡疾病的总称，病证范围广，主要包括附骨疽、脱疽类、瘰疬类、瘤瘿类、乳病类、流痰类、流注类、癌（岩）类、瘘（漏）类、臁疮类。其病因主要是在阳虚或气血不足的基础上，或内伤七情，或外感六淫，或饮食不节所致；病机是寒痰凝结，气血瘀滞，化为阴毒，内损筋骨、脏腑。临床特征为：①毒陷阴分，多发于肌肉、筋骨或内脏等深部组织；②早期患部皮色不变，肿痛不明显，肿势平塌，根盘散漫；③肿块较硬或柔软如绵，推之不移；④病程较长，不易成脓或成脓较晚，且不易溃破；⑤溃后脓水清稀，或流毒水，或夹杂败腐之物，且久溃难敛，疮口色暗，易成窦道漏管，并伴有全身反应。

对于阴疽的治疗，原则上以消为贵，兼用补托，禁用寒凉：①开腠以通阳和，阳气和则寒凝解；②温补以充气血，气血充则阳气布；③开腠与温补并行，观察病程及证候，灵活用药。

治疗阴疽类疾病的治疗方剂，多选自王维德《外科证治全生集》，如"阳和汤治鹤膝风，贴骨疽，及一切阴疽"、"小金丹（现为小金丸）治一应流注、痰核、瘰疬、横痃、贴骨疽、蟮拱头等证"、"犀黄丸治乳岩、横痃、瘰疬、流注、肺痈、小肠痈等证"等。

《外科证治全生集·部位论名》中认为"但论部位而名痈疽，虽未分辩虚实，然诸名色，后学亦应知之……失荣独在项间，夹疽双生喉侧……诸名由部位以推，治法凭白红而别。初起未溃，当观现下之形；已溃烂久，须问始生之色"。从整体的发展来看，中医外科对于乳病与瘿病的认识与治疗，早期是以具体所在部位论治，在发展过程中，对于病因病理的认识与研究不断加深，打破了两者的概念划分，认为两者均属于"阴疽类"疾病，具有相同或相似的治疗方式。

乳岩和瘿瘤的病变部位（乳腺和甲状腺）均位于足厥阴肝经所循行的线路。乳岩和瘿瘤的发生均与肝脾肾密切相关。气滞痰凝血瘀是瘿瘤、乳岩发生发展共同的病理基础。中医对乳岩和瘿瘤的辨证分型中，气滞痰凝型是最主要的证型。东汉名医张仲景倡导"同病异治"和"异病同治"的原则。不同的疾病，若病因病机或病位相同，决定其证候相同，治法也相同，即"证同治亦同"，故针对乳岩和瘿瘤的辨证施治，适用于以上原则。

（田　袭）

参 考 文 献

［1］金星，田代华.阴疽类疾病的文献研究.济南：山东中医药大学博士学位论文，2001.

［2］黄宏，张立.中医治疗乳腺癌的历史发展与现代价值.杭州：浙江大学硕士学位论文，2013.

［3］张晓清，刘鹏熙.乳腺癌与甲状腺疾病的关系及乳腺钠碘转运体功能调控的研究.广州：广州中医药大学博士学位论文，2011.

［4］黄圣光，陈如泉.从痰瘀辨治甲状腺病的理论探讨及临床总结.武汉：湖北中医学院硕士学位论文，2005.

［5］尹宝亮，许斌.关于瘿瘤类疾病共性诊疗理论的研究.大连：辽宁中医药大学硕士学位论文，2014.

［6］梁伟，王学华.瘿瘤、瘰疬的病机制论与临床辨治思路研究.哈尔滨：黑龙江中医药大学博士学位论文，2011.

［7］王玮莉，王续前.中医药治疗甲状腺疾病的古代文献及相关临床用药研究.武汉：湖北中医药大学硕士学位论文，2010.

第三章　甲状腺疾病概述

第一节　甲状腺的解剖生理概要

一、甲状腺的解剖

甲状腺（thyroid gland）是人体最大的内分泌腺体，能合成并分泌一组甲状腺激素（thyroid hormone）。甲状腺激素对机体的各种代谢有重要作用，对维持机体的生命活动不可或缺。甲状腺疾病是目前最常见、最多发的一种内分泌疾病。甲状腺位于甲状软骨下方2~3cm处，气管两旁，由中央的峡部和左右两个侧叶组成，犹如盾甲，故名甲状腺（图3-1）。甲状腺峡部一般位于第2~4气管软骨的前面，两侧腺叶上极通常平甲状软骨后缘中下1/3交界处，下极多位于第5、6气管环。少数人的甲状腺可达胸骨上窝甚至伸入胸骨柄后，称胸骨后甲状腺。胸骨后甲状腺肿大时可压迫气管，造成呼吸困难。成人甲状腺约重30g。正常的甲状腺很小、很薄，颈部检查不容易看到或摸到。如果在颈部能摸到甲状腺，即使看不到，也被认为甲状腺有肿大。在甲状腺侧叶与气管、环状软骨之间有韧带样的结缔组织相连接，吞咽时，甲状腺可随吞咽而上下移动。临床上常借此来鉴别颈部肿块是否与甲状腺有关。甲状腺后面紧邻甲状旁腺（调节血钙浓度，左右各约2枚）、喉返神经（损伤会导致声带不同位置的瘫痪，使患者出现声音嘶哑）和喉上神经（其内支为感觉支，损伤后患者饮水呛咳；外支为运动支，损伤后患

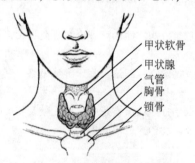

甲状软骨
甲状腺
气管
胸骨
锁骨

图3-1　甲状腺的解剖位置

者不能发高音而表现为声音低沉）等重要的血管和神经。甲状腺的血液供应十分丰富，主要由两侧的甲状腺上动脉和下动脉供应。甲状腺上、下动脉的分支之间，以及甲状腺上、下动脉分支与咽喉部、气管、食管的动脉分支之间，都有广泛的交通吻合，故在手术时，虽将甲状腺上、下动脉全部结扎，甲状腺残留部分仍有血液供应[1-8]。

二、甲状腺的生理功能

甲状腺的主要功能是合成、贮存和分泌甲状腺素，对调节机体代谢、维持机体的生命活动至关重要。甲状腺素主要分为四碘甲腺原氨酸（tetraiodothyronine，T_4）和三碘甲腺原氨酸（triiodothyronine，T_3）两种，与体内的甲状腺球蛋白（thyroglobulin，Tg）结合，贮存在甲状腺的结构单位——滤泡中。释放入血的甲状腺素主要与血清蛋白结合，其中90%为T_4，10%为T_3，但T_3的生物活性为T_4的3~8倍。此外，甲状腺激素还包括极少量不具有生物活性的反式三碘甲腺原氨酸（reverse triiodothyronine，rT_3）。T_3与T_4在血液中以两种形式运输：①绝大部分与血浆蛋白结合，无生物学活性；②极少量呈游离形式，即游离T_3（free triiodothyronine，FT_3）和游离T_4（free tetraiodothyronine，FT_4）。游离型和结合型的甲状腺素之间可互相转化，保持动态平衡，而只有游离形式的甲状腺素才具有生物活性，能够进入细胞内产生调节效应。

甲状腺素的主要作用包括：①增加全身组织细胞的氧消耗和热量产生。②促进糖类、蛋白质和脂肪的新陈代谢。③调节各器官系统的功能活动，促进人体的生长发育及组织分化，此作用与机体的年龄有关，年龄越小，甲状腺素缺乏的影响越大。胚胎期缺乏常影响脑和智力发育，可致痴呆（即呆小症），对出生后脑和长骨的生长、发育也有较大影响。T_3还可作用于脑垂体细胞，使生长激素分泌增加，并使已释放的生长激素发挥最大的生理效应。④甲状腺素可通过作用于靶细胞核内的甲状腺素受体（thyroid hormone receptor，THR）调节基因转录及细胞活动。此外，有报道称甲状腺素还可能促进乳腺癌等肿瘤细胞的生长。

三、甲状腺激素合成和分泌的调节机制

甲状腺功能与人体各器官系统的活动及外部环境相互联系。甲状腺激素合成与分泌主要受下丘脑-垂体-甲状腺轴（hypothalamus-pituitary-thyroid axis）的调控，维持血液中甲状腺素水平的相对稳定和甲状腺的正常生长。甲状腺素的产生和分泌需要脑腺垂体分泌的促甲状腺素（thyroid stimulating hormone，TSH）的调

节，TSH 可刺激甲状腺腺体的增生及甲状腺素的合成和分泌，而甲状腺素释放达到一定水平时，又对 TSH 起反馈性抑制作用（图 3-2）。例如，当人体内在活动或外部环境发生变化、甲状腺素的需要量增加时（如寒冷、生长发育期的青少年、妊娠期妇女），或甲状腺素的合成发生障碍时（如给予抗甲状腺药物），血中甲状腺素浓度下降，从而刺激脑腺垂体，引起 TSH 的分泌增加（反馈作用），而使甲状腺合成和分泌甲状腺素的速度加快；当血中甲状腺素浓度增加到一定程度后，又可反过来抑制 TSH 的分泌（负反馈作用），使甲状腺合成和分泌甲状腺素的速度减慢。TSH 的分泌除受甲状腺素反馈性抑制的影响外，还主要受下丘脑促甲状腺素释放激素（thyrotropin-releasing hormone，TRH）的直接刺激。甲状腺素释放增多时，除对垂体 TSH 释放有抑制作用外，也对下丘脑释放的 TRH 有对抗作用，间接地抑制 TSH 分泌，从而形成了一个下丘脑-垂体-甲状腺轴反馈调节系统。此外，甲状腺还可根据碘的供应进行一定程度的自身调节（autoregulation），以适应机体的需求，即甲状腺对体内碘缺乏或碘过剩的适应性调节。甲状腺通过上述调节机制维持机体正常的生长、发育与代谢功能。

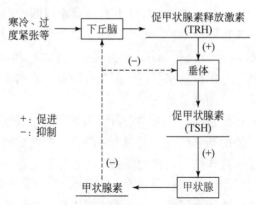

图 3-2 甲状腺素合成和分泌的调节示意

第二节 甲状腺疾病常用的检查方法

一、甲状腺疾病的实验室检查

1. 血清总甲状腺素

总甲状腺素（total tetraiodothyronine，TT_4）由甲状腺滤泡上皮细胞合成和分泌，血清中 99.96% 的 T_4 以与蛋白结合的形式存在，其中 80%～90% 与甲状腺结合蛋白（thyroid binding protein，TBG）结合。TT_4测定的是结合于蛋白的激素，所以血清TBG量和蛋白质与激素结合力的变化都会影响测定的结果。TT_4具有与血清总三碘甲腺原氨酸（TT_3）相同的生理效应，有研究认为TT_4是TT_3的前激素，是其贮备形式。它们的分泌与调节受下丘脑-垂体-甲状腺轴的调控。一般TT_4与TT_3同步升降，但在T_3型甲亢时TT_4测值正常，而在T_4型甲亢时TT_4测值呈单项升高。亚急性甲状腺炎早期由于甲状腺滤泡破裂，可见到TT_4值升高。"低T_3综合征"中TT_4的测值也可正常，但在对甲减的诊断中TT_4测值低下较TT_3更有意义。

2. 血清总三碘甲腺原氨酸

血清中的总三碘甲腺原氨酸（total triiodothyronine，TT_3）多为TT_4在外周组织脱碘转化而来，少数由甲状腺直接分泌，其生物活性为TT_4的5～10倍。血清中99.6%的T_3以与蛋白结合的形式存在，其测值同样受到TBG含量的影响。TT_3升高多见于：甲状腺功能亢进（甲亢）、T_3型甲亢、高甲状腺结合球蛋白血症（妊娠、雌激素治疗、口服避孕药等）、甲状腺激素治疗过量。在诊断甲亢时，TT_3比TT_4更有价值。TT_3降低多见于：甲减、TBG结合力降低、抗甲亢药物治疗过量、慢性肾衰，以及各种非甲状腺疾病如肝硬化、心肌梗死、恶性肿瘤、重症感染、糖尿病、脑血管意外、严重应激反应等所致的低T_3综合征等。

3. 游离三碘甲腺原氨酸、血清游离甲状腺素

游离三碘甲腺原氨酸（free triiodothyronine，FT_3）和血清游离甲状腺素（free tetraiodothyronine，FT_4）是甲状腺激素实现生物效应的主要部分。尽管FT_3仅占T_3的0.35%、FT_4仅占T_4的0.025%，但它们与甲状腺激素的生物效应密切相关，不受甲状腺结合蛋白浓度的影响，能正确反映甲状腺功能。甲状腺激素替代治疗时，FT_3升高先于TT_3；抗甲亢治疗时，FT_4的下降先于TT_4。抗甲亢药物治疗期间，如FT_3仍增高，应判断为甲亢未控制；如FT_3正常而TT_4低于正常，则应判断为甲亢已被控制，并且无甲减。只有当FT_3与TT_4都低于正常时，才被认为是抗甲亢治疗过度。

4. 促甲状腺素

血清促甲状腺素（thyroid stimulating hormone，TSH）浓度的变化是反映甲状腺功能最敏感的指标，对诊断甲亢、甲减，以及甲亢治疗效果的监测等都具有重要的价值，尤其在甲亢的诊断上，超灵敏TSH（uTSH）可将诊断的灵敏度提高到亚临床阶段。亚临床甲亢或甲减时，甲状腺素水平正常，仅有TSH水平的改变（TSH<0.1mU/L为亚临床甲亢，TSH>10mU/L为亚临床甲减）。TSH升高多见于：原发性甲减（甲亢术后或[131]I治疗后等）、亚临床甲减、缺碘性甲减、下

丘脑甲亢、桥本病及产后甲状腺炎等，垂体分泌 TSH 腺瘤由垂体自主性分泌 TSH，故血清值可异常升高。TSH 降低可见于：甲亢、亚临床甲亢、桥本甲亢（桥本病早期）、继发性甲减（垂体和下丘脑性）、席汉病、糖皮质激素过量、催乳素瘤及甲状腺激素替代治疗过量等。甲亢治疗过程中，如果 TSH 测值仍低下，不论 TT_3、TT_4、FT_3、FT_4 是否正常，均应判断为甲亢尚未得到控制，不可过早停药。对于 TT_3、TT_4、FT_3、FT_4 正常而 TSH 降低的亚临床甲亢患者，特别是 TSH<0.1mIU/L 时，尤应定期监测甲状腺功能，以便及时发现早期的临床甲亢而及早治疗。

5. 反 T_3

反式三碘甲腺原氨酸（reverse triiodothyronine，rT_3），简称反 T_3，在人体内无生物活性，其血中含量大致与 TT_3、TT_4 呈同步升降，在甲状腺疾病的诊断与监测中，其临床意义也与 TT_3、TT_4 相同。在"低 T_3 综合征"中其测值升高，目前多用于"低 T_3 综合征"的诊断。尤其在判断各种非甲状腺疾病的严重程度时，rT_3/TT_3 值有着重要的意义，其比值与病情相关。地塞米松能抑制 5′脱碘酶的活性，抑制 rT_3 代谢廓清率，使 rT_3 生成增多而 TT_3 减少。新生儿血清 TT_4 主要的降解途径是转变成 rT_3，因此 rT_3 值也可升高。

6. 甲状腺球蛋白

甲状腺球蛋白（thyroglobulin，TG）是由甲状腺滤泡上皮细胞合成的大分子蛋白质，是甲状腺滤泡内胶质的主要成分。正常情况下，TG 只在甲状腺腔内循环，并不溢漏到血液中，只有在甲状腺病变或损伤时，才进入血循环。TG 测定对甲状腺疾病的诊断是非特异性的，对鉴别甲状腺结节的良恶性并无价值，目前仅用于分化型甲状腺癌的疗效观察和复发监测。若手术后或放射性核素治疗后血 TG 升高，提示肿瘤复发或转移；若降低到无法测出，则提示预后良好。TG 与降钙素（calcitonin，CT）同时检测意义更大。在甲状腺髓样癌中，其血清 TG 水平降低。TG 的检测应在甲状腺球蛋白抗体（thyroglobulin antibody，TGAb）阴性的情况下才有意义，因为 TGAb 的存在将会严重干扰 TG 的检测结果。甲状腺穿刺术后或甲状腺扫描后的 1~2 周内，血 TG 可有不同程度的升高。

7. 甲状腺球蛋白抗体

甲状腺球蛋白抗体（TGAb）是甲状腺滤泡胶质内的 TG 进入血液后产生的抗体，约在 80% 的桥本病（Hashimoto thyroiditis,HT）及桥本甲亢患者中明显升高，原发性甲亢和甲减也可有升高。桥本甲亢与原发性甲亢之间的升高幅度常有重叠，因此，要鉴别原发性甲亢是否并发桥本病有一定的难度，需结合临床表现，必要时行针刺活检或细胞学检查。此外，甲状腺癌及部分自身免疫性疾病如系统性红斑狼疮和类风湿关节炎等患者中 TGAb 也可见升高。正常人，尤其是女性和老年人，2%~10%可检出阳性结果，一般提示为遗传易感性个体。

8. 甲状腺过氧化物酶抗体

甲状腺过氧化物酶抗体（thyroid peroxidase antibody，TPOAb）过去称之为甲状腺微粒体抗体（thyroid microsomal antibody，TMAb），在自身免疫性甲状腺疾病（autoimmune thyroid disease，AITD）中普遍存在，临床上主要用于监测免疫治疗的效果，查明有甲状腺疾病家族史者患病的可能性，以及预测孕妇产后甲状腺功能障碍的发生；还有助于解决临床诊断出现的难题，如异常的高 TSH 水平同时伴随正常水平的 FT_4，此时 TPOAb 阳性则表明亚临床甲减和早期桥本病，而低水平的 TPOAb 在无症状的患者中约占10%，提示为 AITD 的易感人群。在大多数 AITD 的诊断中，TPOAb 比 TGAb 具有更高的临床价值。目前，高特异性、高灵敏度的 TPOAb 检测已成为诊断与治疗自身免疫性甲状腺疾病首选的检测自身抗体的方法。

目前，临床有人对甲状腺自身抗体的检测不够重视，可造成部分"桥本病"和"桥本甲亢"漏诊，同时也带来治疗的失误。因此，甲状腺自身抗体对甲状腺疾病初诊患者的检测不但具有诊断的意义，对指导治疗和预测免疫缓解也有非常重要的临床价值。

9. TSH 受体抗体

TSH 受体抗体（TSH receptor antibody，TRAb）是鉴别甲亢病因、诊断原发性甲亢（Graves 病）的指标之一。TRAb 包括刺激性（TSAb）和抑制性（TSBAb）两种抗体，前者是原发性甲亢发生、发展的主要原因，而后者在甲减的发病机制中起重要作用。与 TRAb 相比，TSAb 反映了这种抗体不仅与 TSH 受体结合，而且还产生了对甲状腺细胞的刺激功能。而目前检测到的 TRAb 仅能反映有针对 TSH 受体的自身抗体存在，不能反映这种抗体的功能。然而，当临床表现符合 Graves 病时，一般都将 TRAb 视为 TSH 受体刺激抗体（TSAb）。TRAb 的检测对原发性甲亢、桥本病及桥本病伴甲亢等的病因诊断及疗效评价具有重要价值，对于原发性甲亢与其他甲状腺病的鉴别也有一定的意义。在原发性甲亢治疗期间，监测 TRAb 是否转阴或降低对判断疗效和预后有重要意义。

二、甲状腺疾病的常用辅助检查

1. 高分辨率超声检查

高分辨率超声检查的广泛应用使甲状腺癌的检出率和符合率均有显著提高，

检出直径最小达 2～3mm，并能够清晰地显示结节内部结构、有无包膜和钙化等。虽然在肿瘤定性方面仍依赖检查医生的专业水平，但超声仍凭借其经济、实用、无放射性、无创伤等优势被广泛应用。高分辨率超声检查是评估甲状腺结节的首选方法。对触诊怀疑，或是在 CT、磁共振成像（MRI）或 PET-CT 检查中提示的"甲状腺结节"，均应行颈部彩超检查。相对于 CT、MRI、ECT 等其他检查，甲状腺彩超检查对甲状腺肿瘤和甲状腺疾病的诊断有不能替代的重要意义。彩超诊断甲状腺结节的准确性达 80%～90% 或以上，有的甚至高于针吸病理穿刺的准确性。颈部彩超检查可证实甲状腺结节是否真正存在，确定甲状腺结节的大小、数量、位置、质地（实性或囊性）、形状、边界、包膜、钙化、血供及与周围组织的关系等情况，还可评估颈部区域有无淋巴结和淋巴结的大小、形态和结构特点。某些超声征象有助于甲状腺结节的良恶性鉴别。有下述两种超声改变的甲状腺结节几乎都为良性：①纯囊性结节；②由多个小囊泡占据 50% 以上结节体积、呈海绵状改变的结节。以下超声征象提示甲状腺癌的可能性大：①实性低回声结节；②结节内血供丰富（TSH 正常情况下）；③结节形态和边缘不规则、晕圈缺如；④微小钙化、针尖样弥散分布或簇状分布的钙化；⑤同时伴有颈部淋巴结超声影像异常，如淋巴结呈圆形、边界不规则或模糊、内部回声不均、内部出现钙化、皮髓质分界不清、淋巴门消失或囊性变等[8-11]。

2. 甲状腺超声造影检查

目前，超声显像因操作安全方便、耗费较低、准确率较高，已成为诊断和鉴别诊断甲状腺结节（肿块）最重要的方法。超声对甲状腺结节的诊断主要通过其形态、边界、回声、钙化灶、血供的丰富程度、流速和阻力指数的高低等作为参考，诊断的准确率较高，但对早期微小癌、良恶性结节并存或多发结节恶性变的鉴别诊断还有一定困难。正常的甲状腺是血供极为丰富的内分泌器官，结节形成时，正常的血管结构及微血管灌注状态发生改变，出现异于正常实质的增强表现。甲状腺良恶性结节的微血管，在解剖结构和空间分布上的差异是超声造影鉴别其良恶性的病理生理基础。超声造影能显示甲状腺结节内的微血管灌注情况，更准确地呈现其血管分布，为鉴别诊断结节的良恶性提供了更多的信息，有重要的诊断价值。结合彩超检查，可使甲状腺癌的早期诊断准确率进一步提高，有经验的超声医师，其诊断准确率可达 95% 以上。

3. 甲状腺放射性核素扫描检查

甲状腺放射性核素扫描（ECT）是一种特殊而且重要的影像学检查方法，它把示踪量的放射性核素（^{99m}Tc 或 ^{131}I）引入体内，这些核素示踪剂能够被甲状腺组织特异性地摄取而成像，因而具有快速、特异、准确、安全的优点。它可以观察甲状腺的位置、形态、大小，以及甲状腺的摄取功能等，对甲状腺功能的判断也是 ECT 显像的优势所在。临床常用 ECT 显像来鉴别亚急性甲状腺炎、Graves 甲亢、桥本甲状腺炎等，它们的临床症状相似，但治疗方法差别很大；还可以用来诊断某些先天性甲状腺疾病，如异位甲状腺的定性、定位诊断，甲状腺舌骨囊肿的辅助诊断，先天性无甲状腺、甲状腺发育不良的诊断等。此外，胸骨后甲状腺肿和纵隔其他性质肿瘤的鉴别诊断也往往需要 ECT 显像检查。^{131}I 甲状腺 ECT 显像可以判断甲状腺癌术后是否有原位复发，以及局部或远处转移，从而帮助临床医生全面了解病情，为制订治疗计划提供依据。甲状腺 ECT 检查所显示的结节分为四类。

（1）"冷结节"：结节未见放射性显影。这种结节可见于甲状腺癌，也可见于各种良性病变，如囊肿、出血及纤维坏死等。但是，如果冷结节较大，与周围甲状腺组织分界不清，而且是单一性结节，应考虑甲状腺癌的可能性。

（2）"凉结节"：结节的放射性显影低于周围甲状腺组织的显影，多见于甲状腺的良性肿瘤，也可见于甲状腺癌。

（3）"温结节"：结节的放射性显影与周围的甲状腺组织的放射性显影相同，多见于甲状腺良性肿瘤。

（4）"热结节"：结节吸收的放射性显影高于周围的甲状腺组织，多系功能较高的结节，如高功能腺瘤，患者常有甲亢表现。热结节一般为良性。

受显像仪分辨率所限，甲状腺 ECT 适用于评估直径大于 1cm 的甲状腺结节。在单个（或多个）结节伴有 TSH 降低时，^{131}I 或 ^{99m}Tc 核素显像可判断某个（或某些）结节是否有自主摄取功能（热结节）。热结节多为良性（高功能腺瘤），一般不需细针穿刺抽吸病理检查。

4. 甲状腺 CT、MRI 或 PET-CT 检查

在评估甲状腺结节良恶性时，CT 和 MRI 检查并不优于超声。拟手术治疗的甲状腺肿块，术前可行颈部 CT 或 MRI 检查，显示结节与周围解剖结构的关系，寻找可疑转移淋巴结，协助制定手术方案。为了不影响术后可能进行的 ^{131}I 显像检查和 ^{131}I 治疗，CT 检查中应尽量避免使用含碘造影剂。PET-CT 显像能够反映甲状腺结节摄取和代谢葡萄糖的状态。并非所有的甲状腺恶性结节都能在 PET-CT 中表现为阳性，某些良性结节也会摄取 ^{18}F-FDG，因此单纯依靠 PET-CT 显像不能准确鉴别甲状腺结节的良恶性。不建议将 CT、MRI 和 PET-CT 作为评估甲状腺结节的常规检查。

三、细针穿刺抽吸活检

术前细针穿刺抽吸活检（fine needle aspiration biopsy，FNAB）诊断甲状腺癌

的敏感度为83%（65%～98%），特异度为92%（72%～100%），阳性预测率为75%（50%～96%），假阴性率为5%（1%～11%），假阳性率为5%（0%～7%）。与触诊下 FNAB 相比，超声引导下 FNAB 的取材成功率及诊断准确率更高。此外，经验丰富的操作者和细胞病理诊断医师也是保证 FNAB 成功率及诊断准确性的重要环节。应注意，FNAB 不能区分甲状腺滤泡状癌和滤泡细胞腺瘤。术前 FNAB 检查有助于减少不必要的甲状腺结节手术，并帮助确定恰当的手术方案。凡直径>1cm 的甲状腺结节，均可考虑 FNAB 检查。但在下述情况下，FNAB 不作为常规：①经 ECT 检查证实为有自主摄取功能的"热结节"；②超声提示为纯囊性的结节；③根据超声影像已高度怀疑为恶性的结节。直径<1cm 的甲状腺结节，不推荐常规行 FNAB，但如存在下述情况，可考虑超声引导下 FNAB：①超声提示结节有恶性征象；②伴颈部淋巴结超声影像异常；③童年期有颈部放射线照射史或辐射污染接触史；④有甲状腺癌或甲状腺癌综合征的病史或家族史；⑤PET-CT 检查阳性；⑥伴血清降钙素水平异常升高。

第三节 甲状腺功能减退症

甲状腺功能减退症（hypothyroidism，简称甲减），又称甲状腺功能低下（简称甲低）。甲减主要是因为机体内的甲状腺激素缺乏或甲状腺激素抵抗，导致机体的代谢活动下降而引起的临床综合征，其病理特征是黏多糖在组织和皮肤堆积，表现为黏液性水肿。国外报告临床甲减患病率为0.8%～1.0%，发病率为3.5/1000；国内报告临床甲减患病率是1.0%，发病率为2.9/1000。无甲减症状与体征，但 TSH 增高的甲减称为亚临床甲减（subclinical hypothyroidism）。低 T_3 综合征（low T_3 syndrome）或甲状腺功能正常的病态综合征（euthyroid sick syndrome）是非甲状腺疾病的一种适应性反应。甲减按起病年龄可分为3型：发病开始于胎儿或新生儿者称呆小病（cretinism）；发病于青春期前者称幼年型甲减（juvenile hypothyroidism）；发病于成年期者称成年型甲减（adult hypothyroidism）。本节主要探讨成年型甲减。

一、病因与分类

1. 病因

（1）自身免疫损伤：最常见的原因是自身免疫性甲状腺炎，包括桥本甲状腺炎、萎缩性甲状腺炎、产后甲状腺炎等。

（2）甲状腺破坏：包括甲状腺手术切除、放射性核素治疗等。甲状腺次全切除和^{131}I 治疗原发性甲亢后，10 年的甲减累积发生率分别为 40% 和 40% ~ 70%。

（3）碘缺乏或碘过量：除碘缺乏可引起甲减外，碘过量也可引起具有潜在性甲状腺疾病者发生甲减，还可诱发和加重自身免疫性甲状腺炎。含碘药物胺碘酮诱发甲减的发生率是 5% ~ 22%。

（4）抗甲状腺药物：如硫脲类、咪唑类、锂盐等也可引起甲减。

（5）甲状腺功能正常的病态综合征（euthyroid sick syndrome，ESS）或低 T_3 综合征（low T_3 syndrome）：非甲状腺疾病原因引起的血中 T_3 降低的综合征。肿瘤、严重的全身性疾病、创伤和心理疾病等都可导致血中甲状腺激素水平的改变，它反映了机体内分泌系统对疾病的适应性反应，主要表现在血清 T_3 水平减低，血清 rT_3 增高，血清 T_4、TSH 水平正常。疾病的严重程度一般与 T_3 降低的程度相关，疾病危重时也可出现 T_4 和 TSH 水平降低。ESS 的发生是由于：①5′-脱腆酶的活性被抑制，在外周组织中 T_4 向 T_3 转换减少，导致 T_3 水平降低；②T_4 转换为 rT_3 增加，导致血清 rT_3 增高。

2. 分类

（1）原发性甲减（primary hypothyroidism）：由甲状腺本身病变引起的甲减占全部甲减的 95% 以上，且 90% 以上原发性甲减是由自身免疫、甲状腺手术切除和^{131}I 治疗原发性甲亢所致。

（2）中枢性甲减（central hypothyroidism）：由下丘脑和垂体病变引起的促甲状腺素释放素（TRH）或者促甲状腺素（TSH）产生和分泌减少所致的甲减。中枢性甲减又可分为：①垂体性甲减（pituitary hypothyroidism），又称为继发性甲减（secondary hypothyroidism），较为少见，常因垂体肿瘤、手术、外照射、炎症及产后大出血引起垂体坏死等引起；②下丘脑性甲减（hypothalamic hypothyroidism），又称为三发性甲减（tertiary hypothyroidism），较为罕见，由于 TRH 分泌不足、TSH 及甲状腺素相继减少而致，可由下丘脑肿瘤、炎症、放疗等引起。

（3）甲状腺激素抵抗综合征（thyroid hormone resistance syndrome）：由甲状腺激素在外周组织实现生物效应障碍引起的综合征。

另外，根据甲状腺功能减低的程度可分为：临床甲减（overt hypothyroidism）和亚临床甲减（subclinical hypothyroidism）。

二、临床表现

以代谢率减低和交感神经兴奋性下降为主，患者早期多无特异性的症状。典型者有畏寒、乏力、手足肿胀感、关节疼痛、嗜睡、记忆力减退、注意力不集中、少汗、厌食、腹胀、便秘、体重增加、女性月经紊乱、不孕等。体格检查可有表情呆滞、反应迟钝、声音嘶哑、听力障碍、面色苍白、颜面和（或）眼睑水肿、唇厚舌大、皮肤干燥和粗糙、脱皮屑、皮肤温度低、水肿、手脚掌皮肤可呈姜黄色、毛发稀疏干燥、跟腱反射时间延长、脉率缓慢、肌肉萎缩。少数病例出现胫前黏液性水肿，累及心脏者可以出现心包积液和心力衰竭，重者可发生黏液性水肿昏迷。

三、实验室检查

（1）血清 TSH、T_3 和 FT_4：原发性甲减血清 TSH 增高，TT_4 和 FT_4 降低。其升降水平与病情程度相关。血清 TT_3、FT_3 早期正常，晚期降低。因为 T_3 主要来源于外周组织 T_4 的转换，所以不作为诊断原发性甲减的必备指标。亚临床甲减仅有 TSH 增高，TT_4 和 FT_4 均正常。

（2）甲状腺过氧化物酶抗体（TPOAb）、甲状腺球蛋白抗体（TgAb）：是确定原发性甲减病因的重要指标和诊断自身免疫甲状腺炎（包括桥本甲状腺炎、萎缩性甲状腺炎）的主要指标。一般认为 TPOAb 的意义较为肯定。

（3）其他检查：轻中度贫血，血清总胆固醇、LDC-C、心肌酶谱可以升高，少数病例血清泌乳素升高、蝶鞍增大。

四、诊断和鉴别诊断

（一）诊断

甲减的临床表现缺乏特异性，早期患者易漏诊或误诊。有以下情况之一者，应考虑甲减：①无法解释的虚弱、乏力和容易疲劳；②反应迟钝、记忆力和听力下降；③不明原因的水肿和体重增加；④畏寒；⑤甲状腺肿大又无甲亢表现；⑥血脂异常，尤其是总胆固醇、LDC-C 增高伴血同型半胱氨酸和血肌酸激酶增高者；⑦无法解释的心脏扩大和心肌收缩力下降。如伴有血清 TSH 增高、FT_4 降低，即可诊断原发性甲减，如果甲状腺过氧化酶抗体（TPOAb）阳性，可考虑甲减的病因为自身免疫甲状腺炎；血清 TSH 降低或正常，TT_4、FT_4 降低，则考虑诊断中枢性甲减，可做 TRH 刺激试验证实，应进一步寻找垂体和下丘脑的病变。仅有血清 TSH 增高者为亚临床甲减。

（二）鉴别诊断

（1）贫血：甲减引起的贫血易误诊为缺铁性贫血、恶性贫血或再生障碍性贫血。但甲状腺功能检查可做鉴别。

（2）垂体瘤：原发性甲减时 TRH 分泌增加可以导致高泌乳素血症、溢乳及蝶鞍增大，类似垂体催乳素瘤，可行 MRI 鉴别。

（3）特发性水肿：心源性水肿或肾性水肿通常无甲状腺功能的异常。

（4）甲状腺功能正常的病态综合征（euthyroid sick syndrome, ESS）：也称为低 T_3 综合征，在急慢性重症疾病恢复前很难与中枢性甲减（即继发性甲减和三发性甲减）鉴别，而两者的鉴别又十分重要。ESS 患者血 FT_4 一般正常（有时可稍微下降或升高）、rT_3 增高、血清 TSH 正常。

五、治疗

甲减的治疗主要为甲状腺素替代治疗，即左甲状腺素（levothyroxine, $L-T_4$，优甲乐）治疗。治疗的目标是将血清 TSH 和甲状腺素水平恢复到正常范围内，必要时需终身服药。治疗的剂量取决于患者的病情、年龄、体重和个体差异。成年患者 $L-T_4$ 替代剂量 $50 \sim 200\mu g/d$，平均 $125\mu g/d$。按照体重计算的剂量是 $1.6 \sim 1.8\mu g/（kg \cdot d）$；儿童需要较高的剂量，大约 $2.0\mu g/（kg \cdot d）$；老年患者则需要较低的剂量，大约 $1.0\mu g/（kg \cdot d）$；妊娠时的替代剂量需要增加 $30\% \sim 50\%$；甲状腺癌行甲状腺全切术后的患者需要剂量大约 $2.2\mu g/（kg \cdot d）$。T_4 的半衰期约 1 周，所以可以每天早晨服药一次。服用 $L-T_4$ 前要常规检查心脏状态。一般从 $25 \sim 50\mu g/d$ 开始，每 $1 \sim 2$ 周增加 $25\mu g$，直到达到治疗目标。患缺血性心脏病者起始剂量宜小，调整剂量宜慢，防止诱发和加重心脏病。补充甲状腺激素，重新建立下丘脑-垂体-甲状腺轴的平衡一般需要 $4 \sim 6$ 周，所以治疗初期，每 $4 \sim 6$ 周测定甲状腺激素指标。然后根据检查结果调整左甲状腺素（优甲乐）剂量，直到达到治疗的目标。治疗达标后，需要每 $6 \sim 12$ 个月复查一次甲状腺素指标。人工合成的三碘甲腺原氨酸钠（liothyronine sodium, $L-T_3$，碘塞罗宁钠）作用快、半衰期和持续时间短，适用于黏液性水肿昏迷的抢救。甲状腺癌及手术切除甲状腺的患者，需定期停药行甲状腺扫描检查者，服用 $L-T_3$ 较为方便。替代治疗过程中，如患者出现心悸、心律不齐、心动过速、失眠、烦躁、多汗等症状，应减少用药量或暂停服药。

亚临床甲减引起的血脂异常可以促进动脉粥样硬化的发生、发展。部分亚临床甲减会发展为临床甲减。目前认为亚临床甲减在下述情况需要给予左旋甲状腺素治疗：高胆固醇血症、血清 $TSH>10mU/L$。

第四节　甲状腺功能亢进症

甲状腺毒症（thyrotoxicosis）是指血液循环中甲状腺激素过多，引起以神经、循环、消化等系统兴奋性增高和代谢亢进为主要表现的临床综合征。根据甲状腺的功能状态，甲状腺毒症可分为甲状腺功能亢进和非甲状腺功能亢进两种。甲状腺功能亢进症（hyperthyroidism），简称甲亢，是指甲状腺腺体本身产生甲状腺激素过多而引起的甲状腺毒症，其病因包括弥漫性毒性甲状腺肿（diffuse toxic goiter）、结节性毒性甲状腺肿（nodular toxic goiter）和甲状腺自主高功能腺瘤（plummer disease）等。非甲状腺功能亢进类型包括破坏性甲状腺毒症（destructive thyrotoxicosis）和服用过量外源性甲状腺激素，此型患者的甲状腺功能并不亢进。由于甲状腺滤泡被炎症（如亚急性甲状腺炎、无痛性甲状腺炎、产后甲状腺炎等）破坏，滤泡内储存的甲状腺激素过量进入循环引起的甲状腺毒症称为破坏性甲状腺毒症。甲亢的患病率约为 1%，其中 80% 以上是 Graves 病引起。

一、甲亢的病因

（1）原发性甲亢（primary hyperthyroidism）：最常见，又称 Graves 病或弥漫性毒性甲状腺肿，是一种自身免疫性疾病，患者年龄多为 20～40 岁。临床表现：高代谢症状群，弥漫性甲状腺肿，突眼征，皮损和甲状腺肢端病。腺体肿大为弥漫性，两侧对称，常伴有眼球突出，故又称"突眼性甲状腺肿（exophthalmic goiter）"。

（2）继发性甲亢（secondary hyperthyroidism）：较少见，如结节性毒性甲状腺肿（nodular toxic goiter），是继发于结节性甲状腺肿的甲亢，患者先有结节性甲状腺肿，多年后才出现功能亢进症状。发病年龄多在 40 岁以上。腺体呈结节状肿大，两侧多不对称，无眼球突出，容易发生心肌损害。

（3）甲状腺高功能腺瘤（thyroid hyperfunctional adenoma, plummer disease）：少见，甲状腺内有单发的自主性高功能结节，结节周围的甲状腺组织呈萎缩改变。患者无眼球突出。

二、原发性甲亢的发病机制

Graves 病（格雷夫斯病，GD）是一种器官特异性自身免疫病。它与自身免疫甲状腺炎等同属于自身免疫性甲状腺病（autoimmune thyroid diseases，AITD）。该病有明显的遗传倾向，被认为是一个复杂的多基因疾病。环境因素亦参与了Graves病的发病，如细菌感染、性激素、应激等都对该病的发生有一定的影响。Graves病的主要特征是血中存在针对甲状腺细胞TSH受体（TSH receptor，TSHR）的特异性自身抗体，称为TSH受体抗体（TSH receptor antibody，TRAb）。TRAb有两种类型，即TSH受体刺激性抗体（TSHR stimulation antibody，TSAb）和TSH受体刺激阻断性抗体（TSHR stimulation-blocking antibody，TSBAb）。TSAb与TSH受体结合，激活腺苷酸环化酶信号系统，导致甲状腺细胞增生和甲状腺激素合成、分泌增加。TSH对TSH受体的刺激受到下丘脑-垂体-甲状腺轴的负反馈调节，保持甲状腺激素产生的平衡。但TSAb对TSH受体的刺激不受这种调节机制的调控，TSAb的拟TSH作用导致甲状腺激素的合成和分泌转变为功能自主性，甲状腺激素的过度产生抑制了垂体TSH的分泌。TSAb被认为是原发性甲亢的致病性抗体。母体的TRAb可以通过胎盘，导致胎儿或新生儿发生甲亢。TSBAb与甲状腺细胞表面的TSH受体结合，占据了TSH的位置，使TSH无法与TSHR结合，所以产生抑制效应，甲状腺细胞萎缩，甲状腺激素产生减少。Graves病的甲亢可以自发性发展为甲减，TSBAb的产生占优势是原因之一。多数原发性甲亢患者还存在针对甲状腺的其他自身抗体，如甲状腺过氧化物酶抗体（thyroid peroxidase antibody，TPOAb）、甲状腺球蛋白抗体（thyroglobulin antibody，TgAb）。过多的甲状腺激素可以促进机体细胞的氧化磷酸化，ATP水解增多，使机体氧耗和产热增加，增加基础代谢率，加速多种营养物质的消耗，从而影响各种代谢和脏器的功能。

三、临床表现

临床表现主要由循环中甲状腺激素过多引起，其严重程度与激素升高的程度、病史长短和患者年龄等因素相关。

1. 主要症状

主要症状包括易激动、烦躁失眠、心悸、乏力、怕热、多汗、消瘦、食欲亢进、大便次数增多或腹泻、女性月经稀少，可伴发甲亢性肌病（周期性瘫痪和近端肌肉进行性无力、萎缩，以肩胛带和骨盆带肌群受累为主）。少数老年患者高代谢症状不典型，相反，表现为乏力、心悸、厌食、抑郁、嗜睡、体重明显下降，称之为"淡漠型甲亢"（apathetic hyperthyroidism）。

2. 主要体征

Graves病大多数患者有程度不等的甲状腺弥漫性肿大和突眼，少数病例胫骨前皮肤可见黏液性水肿。甲状腺质地中等（病史较久或食用含碘食物较多者可坚韧）、无压痛，上、下极可以触及震颤，闻及血管杂音。结节性毒性甲状腺肿患者可触及结节性肿大的甲状腺；甲状腺自主性高功能腺瘤可扪及孤立结节。甲亢患者可有不同程度的心率增快、心脏扩大、心律失常、心房颤动、脉压增大等。

四、实验室检查和辅助检查

（一）实验室检查

1. 促甲状腺素（TSH）

血清 TSH 浓度的变化是反映甲状腺功能最敏感的指标。敏感 TSH（sTSH，检测限达到 0.005mU/L）成为筛查甲亢的第一线指标，甲亢时 TSH 通常 < 0.1mU/L，sTSH 检测使得诊断亚临床甲亢成为可能。传统的 ^{131}I 摄取率和 TRH 刺激试验诊断不典型甲亢的方法已经被 sTSH 测定所取代。

2. 血清总甲状腺素（TT_4）

TT_4 检测稳定、重复性好，是诊断甲亢的主要指标之一。但血清甲状腺激素结合球蛋白（TBG）量和蛋白质与激素结合力的变化会影响 TT_4 的测定结果，如妊娠、雌激素、急性病毒性肝炎等因素可引起 TBG 升高，导致 TT_4 增高；雄激素、糖皮质激素、低蛋白血症等因素可以引起 TBG 降低，导致 TT_4 降低。

3. 血清游离甲状腺素（FT_4）、游离三碘甲腺原氨酸（FT_3）

FT_4 和 FT_3 与甲状腺激素的生物效应密切相关，是诊断临床甲亢的主要指标。FT_4 和 FT_3 的检测不受血 TBG 变化的影响，直接反映了甲状腺的功能状态，其敏感性和特异性高于 TT_4 和 TT_3。

4. 血清总三碘甲腺原氨酸（TT_3）

20% 的血清 TT_3 由甲状腺产生，80% 的 TT_3 在外周组织由 TT_4 转换而来。大多数甲亢时血清 TT_3 与 TT_4 同时升高。T_3 型甲状腺毒症时仅有 TT_3 增高。

5. ^{131}I 摄取率

^{131}I 摄取率是诊断甲亢的传统方法，目前已经被 sTSH 测定技术所代替。甲亢时 ^{131}I 摄取率表现为总摄取量增加，摄取高峰前移。甲状腺功能亢进类型的甲状腺毒症 ^{131}I 摄取率增高；非甲状腺功能亢进类型的甲状腺毒症（如亚急性甲状腺炎）^{131}I 摄取率降低。

6. TSH 受体抗体（TRAb）

TRAb 是鉴别甲亢病因、诊断 Graves 病的重要指标之一。新诊断的 Graves 病患者 75% ~ 96% 有 TRAb 阳性。应注意 TRAb 中包括刺激性（TSAb）和抑制性（TSBAb）两种抗体，而检测到的 TRAb 仅能反映有针对 TSH 受体的抗体存在，不能反映这种抗体的功能。

7. TSH 受体刺激抗体（TSAb）

与 TRAb 相比，TSAb 不仅能与 TSH 受体结合，而且还可产生对甲状腺细胞的刺激作用。新诊断的 Graves 病患者血 TSAb 的检出率可达 80% ~ 100%，有早期诊断意义，有助于判断 Graves 病病情活动和是否复发，还可作为 Graves 病治疗后停药的重要指标。

（二）辅助检查

甲状腺彩超检查可显示原发性甲亢患者的甲状腺明显肿大，血流弥漫性分布、血流量明显增多，血管阻力降低；甲状腺彩色 B 超检查还可以发现结节和肿瘤。眼部 CT 和 MRI 可以排除其他原因所致的突眼，评估眼外肌受累的情况。GD 的放射性核素扫描可见核素均质性地分布增强；结节性毒性甲状腺肿可见核素分布不均，增强和减弱区呈灶状分布；甲状腺自主高功能腺瘤则仅在肿瘤区有核素浓聚，其他区域的核素分布稀疏。

五、诊断和鉴别诊断

诊断的程序：①甲状腺毒症的诊断，测定血清 TSH、TT_4、FT_4、TT_3 和 FT_3 的水平；②确定甲状腺毒症是否由于甲状腺的功能亢进引起；③确定甲亢的原因，如 GD、结节性毒性甲状腺肿、甲状腺自主高功能腺瘤等。

（一）甲亢的诊断

具备以下三项，甲亢的诊断即可成立：①高代谢症状和体征；②甲状腺肿大；③血清 TT_4、FT_4 增高，TSH 减低。应注意的是，淡漠型甲亢的高代谢症状不明显，仅表现为明显消瘦或心房颤动，尤其在老年患者；少数患者无甲状腺肿大；T_3 型甲亢仅有血清 T_3 增高；T_4 型甲亢仅有血清 T_4 增高；TSH 减低，T_3、T_4 正常，在排除下丘脑-垂体病变和低 T_3 综合征后，可诊断为亚临床甲亢。

（二）Graves 病的诊断

①甲亢诊断确立；②甲状腺弥漫性肿大（触诊和超声检查证实），少数病例甲状腺并无肿大；③眼球突出和其他浸润性眼征；④胫前黏液性水肿；⑤TRAb、TSAb、TPOAb、TgAb 阳性。以上标准中，①②项为诊断必备条件，③ ~ ⑤项为

诊断辅助条件。其中，TRAb 或 TSAb 为诊断特异性指标，TPOAb 和 TgAb 虽为诊断非特异性指标，但能提示自身免疫性病因。

（三）鉴别诊断

1. 甲状腺毒症原因的鉴别

主要是甲亢所致的甲状腺毒症与破坏性甲状腺毒症（如亚急性甲状腺炎）的鉴别。两者均有高代谢表现、甲状腺肿大和血清甲状腺激素水平升高，而病史、甲状腺体征、TRAb 和/或 TSAb 及 ^{131}I 摄取率是主要的鉴别手段。

2. 甲亢的原因鉴别

伴浸润性突眼、TRAb 和 TSAb 阳性、胫前黏液性水肿等支持 Graves 病的诊断。结节性毒性甲状腺肿、甲状腺自主高功能腺瘤的诊断主要依靠放射性核素扫描和甲状腺超声检查，Graves 病的放射性核素扫描可见核素均质性地分布增强；结节性毒性甲状腺肿者可见核素分布不均，增强和减弱区呈灶状分布；甲状腺自主高功能腺瘤则仅在肿瘤区有核素浓聚，其他区域的核素分布稀疏。甲状腺超声检查可以发现结节和肿瘤。

六、治疗

目前尚不能对原发性甲亢进行病因治疗。针对甲亢有三种疗法，即抗甲状腺药物（ATD）、放射性核素 ^{131}I 治疗和手术治疗。抗甲状腺药物的作用是抑制甲状腺合成甲状腺激素，放射性核素 ^{131}I 和手术则是通过破坏甲状腺组织、减少甲状腺素的产生来达到治疗目的。β 受体阻断药的作用机制：①阻断甲状腺素对心脏的兴奋作用；②阻断外周组织 T_4 向 T_3 的转化，主要在 ATD 初治期使用，可较快控制甲亢的临床症状。通常应用普萘洛尔（心得安）每次 10 ~ 40mg，每天 3 ~ 4 次。对于有支气管疾病者，可选用 $β_1$ 受体阻断药，如阿替洛尔、美托洛尔等。

（1）抗甲状腺药物治疗（ATD）的适应证：①病情轻中度患者；②甲状腺轻中度肿大；③年龄<20 岁的患者；④孕妇、高龄或由于其他严重疾病不适宜手术者；⑤手术前和 ^{131}I 治疗前的准备；⑥手术后复发且不适宜 ^{131}I 治疗者。

（2）放射性核素 ^{131}I 治疗的适应证：①成人 Graves 病伴甲状腺肿大 Ⅱ 度以上；②ATD 治疗失败或过敏；③甲亢手术后复发；④甲状腺毒症心脏病或甲亢伴其他病因的心脏病；⑤甲亢合并白细胞和（或）血小板减少或全血细胞减少；⑥老年甲亢；⑦甲亢合并糖尿病；⑧毒性多结节性甲状腺肿；⑨自主功能性甲状腺结节合并甲亢。放射性核素 ^{131}I 治疗的相对适应证包括：①青少年和儿童甲亢，用 ATD 治疗失败、拒绝手术或有手术禁忌证；②甲亢合并肝、肾等脏器功能损害；③Graves 眼病，对轻度和稳定期的中重度病例可单用^{131}I 治疗甲亢；对病情处于进展期患者，可在^{131}I 治疗前后加用泼尼松。^{131}I 治疗的禁忌证为妊娠和哺乳期妇女。

（3）手术治疗（甲状腺次全切除术）的适应证包括：①中重度甲亢，长期服药无效，或停药复发，或不能坚持服药者；②甲状腺肿大显著，有压迫症状；③胸骨后甲状腺肿；④多结节性甲状腺肿伴甲亢。手术治疗的治愈率 95% 左右，复发率为 0.6% ~9.8%。手术治疗的禁忌证：①伴严重 Graves 眼病；②合并较重心、肝、肾疾病，不能耐受手术；③妊娠初 3 个月和第 6 个月以后。

七、甲状腺危象

甲状腺危象（thyroid crisis）也称甲亢危象，是甲状腺毒症急性加重的一个综合征，发生原因可能与血循环内甲状腺激素水平增高有关。其多发生于较重甲亢未予治疗或治疗不充分的患者。常见诱因有感染、手术、创伤、精神刺激等。临床表现有高热、大汗、心动过速（140 次/分以上）、烦躁、焦虑不安、谵妄、恶心、呕吐、腹泻，严重患者可有心衰、休克及昏迷等。甲亢危象的诊断主要靠临床表现综合判断。甲亢危象的病死率目前仍在 20% 以上，因此甲状腺危象重在预防，术前甲状腺功能应控制在正常范围，临床高度疑似本症及有危象前兆者应按甲亢危象处理。甲亢患者择期行任何手术时都应积极主动告知主管医师自己患甲亢的病史、治疗情况和疾病控制情况，围手术期必须控制好甲状腺功能方可手术，即使是急诊手术也应采取一些预防甲状腺危象发生的措施。

甲状腺危象的治疗包括：①针对诱因治疗。②抗甲状腺药物治疗（ATD）：丙硫氧嘧啶 500 ~1000mg 首次口服或者经胃管注入，以后每次 250mg，每 4h 口服。作用机制是抑制甲状腺激素合成和抑制外周组织 T_4 向 T_3 转换。③碘剂：复方碘液每次 5 滴（0.25ml 或 250mg），每 6h 一次。服用丙硫氧嘧啶 1h 后开始服用，一般使用 3 ~7 天。作用机制是抑制甲状腺激素释放。④β 受体拮抗剂：普萘洛尔 60 ~80mg/d，每 4h 一次。作用机制是阻断甲状腺激素对心脏的刺激作用和抑制外周组织 T_4 向 T_3 转换。⑤糖皮质激素：氢化可的松 300mg 首次静脉滴注，以后每次 100mg，每 8h 一次。⑥降温：高热者予物理降温，避免用乙酰水杨酸类药物。⑦其他支持治疗。⑧在上述常规治疗效果不满意时，可选用腹膜透析、血液透析或血浆置换等措施迅速降低血浆甲状腺激素浓度。

第五节 甲状腺炎

一、亚急性甲状腺炎

亚急性甲状腺炎（subacute thyroiditis）可分为亚急性肉芽肿性甲状腺炎（subacute granulomatous thyroiditis）和亚急性淋巴细胞性甲状腺炎（subacute lymphocytic thyroiditis）。

（一）亚急性肉芽肿性甲状腺炎

亚急性肉芽肿性甲状腺炎，又称巨细胞性甲状腺炎（giant cell thyroiditis）、de Quervain 甲状腺炎和亚急性痛性甲状腺炎，是一种与病毒感染有关的自限性甲状腺炎，一般不遗留甲状腺功能减退症；常发生于病毒性上呼吸道感染之后，是颈前肿块和甲状腺疼痛的常见原因，春秋季发病较多。病毒感染可能使部分甲状腺滤泡破坏和上皮脱落、胶体外溢引起甲状腺异物反应和全身炎症反应。

1. 病因和病理

一般认为该病和病毒感染引起的变态反应有关，如柯萨奇病毒、腺病毒、流感病毒和腮腺炎病毒等，也可发生于非病毒感染（如 Q 热或疟疾等）。近年的研究发现，遗传因素也可能参与发病。病前患者常有上呼吸道感染史，发病常随季节变动且具有一定的流行性。部分患者在疾病的亚急性期发现甲状腺自身抗体，疾病缓解后这些抗体消失，推测它们可能继发于甲状腺组织破坏。疾病早期，甲状腺滤泡上皮细胞的破坏及滤泡完整性的丧失，使已生成的甲状腺激素和异常的碘化物质一起从滤泡释放入血中，促使血 T_4 和 T_3 升高，形成破坏性甲状腺毒症（thyrotoxicosis），抑制 TSH 的分泌。由于滤泡上皮细胞的破坏，TSH 不能增加对碘的摄取，致使[131]I 摄取率降低，出现该病特征性的血清甲状腺激素水平和甲状腺摄碘能力的"分离现象"。随着病情的发展，滤泡内贮存的之前生成的甲状腺激素已排尽，血中的 T_4 和 T_3 浓度下降，有时降至甲状腺功能减退水平，而 TSH 升高。疾病后期，多数患者的甲状腺功能恢复正常，仅少数发展为甲减。

甲状腺轻中度肿大，常不对称。甲状腺滤泡结构破坏，组织内存在许多巨噬细胞，包括巨细胞，因此又称巨细胞性甲状腺炎。

2. 临床表现

该病多见于 30~40 岁女性。发病有季节性，如夏季是其发病的高峰。起病前 1~3 周常有病毒性咽炎、腮腺炎、麻疹或其他病毒感染的症状。甲状腺区明显疼痛,可放射至耳部,吞咽时疼痛加重。可有全身不适、食欲减退、肌肉痛、发热、心动过速、多汗等。体格检查发现甲状腺轻至中度肿大,有时单侧肿大明显,甲状腺质地较硬,明显触痛,少数患者有颈部淋巴结肿大。典型者的病期可分为早期伴甲状腺毒症、中期伴甲状腺功能减退症及恢复期三期。

3. 实验室检查和辅助检查

(1)实验室检查:根据实验室检查结果,该病可以分为甲状腺毒症期、甲减期和恢复期。①甲状腺毒症期:血清 T_4 和 T_3 升高,TSH 降低,^{131}I 摄取率降低,即该病特征性的血清甲状腺激素水平和甲状腺摄碘能力的"分离现象"。此期血沉多增快,血清过氧化物酶抗体(TPOAb)常一过性增高。②甲减期:血清 T_3 和 T_4 逐渐下降至正常水平以下,TSH 高于正常值,^{131}I 摄取率逐渐恢复。③恢复期:血清 T_3、T_4、TSH 和 ^{131}I 摄取率恢复正常。

(2)辅助检查:甲状腺扫描可见甲状腺肿大,但图像显影不均匀或残缺,也有完全不显影的。彩超可发现甲状腺体积增大,腺体内部病灶区呈低回声或不均匀融合,边界不清,形态不规则,并可有局限性钙化灶。

4. 诊断

依据发病前有 1~3 周有上呼吸道感染史,甲状腺轻至中度肿大、疼痛及触痛明显,伴全身症状,血沉增快,血 T_4 和 T_3 升高,^{131}I 摄取率降低,呈"分离现象",可确立诊断。但根据患者的就诊时间和病程的差异,临床表现和实验室检查结果各异。

5. 治疗

该病多为自限性病程,预后良好。患者应适当休息,轻型患者仅需应用消炎镇痛类药物(如阿司匹林、布洛芬、吲哚美辛等);中重型患者可给予泼尼松每日 20~40mg,分 3 次口服,能明显缓解甲状腺疼痛,8~10 天后逐渐减量,维持4 周。少数患者有复发,复发后泼尼松治疗仍然有效。针对甲状腺毒症表现者可给予普萘洛尔;针对一过性甲减者,可适当给予左甲状腺素(优甲乐)替代治疗。发生永久性甲减者较为少见。

(二)亚急性淋巴细胞性甲状腺炎

亚急性淋巴细胞性甲状腺炎(subacute lymphocytic thyroiditis)又称无痛性甲状腺炎(painless thyroiditis)、产后性甲状腺炎、寂静型甲状腺炎或非典型性甲状腺炎。一般认为,该病的发生与自身免疫有关。

1. 临床表现

该病多发生于 30~40 岁女性。主要表现为轻中度"甲亢",可有心悸、怕热、多汗、乏力、体重下降等，但无突眼和胫前黏液水肿。甲状腺轻度肿大、无触痛、无血管杂音。"甲亢"持续时间短，多数于数月后恢复正常，少数发展为永久性甲减。

2. 实验室和辅助检查

早期甲状腺滤泡破坏导致血 T_3、T_4 升高，血沉正常或轻度增高，血清过氧化物酶抗体（TPOAb）升高。^{131}I 摄取率降低。彩超可发现甲状腺轻度肿大，腺体内弥漫性或局灶性低回声。甲状腺穿刺活检显示弥漫性或局灶性淋巴细胞浸润对该病有诊断价值。

3. 诊断和鉴别诊断

对于产后 1 年内出现疲劳、心悸、情绪波动的甲状腺轻度肿大的妇女，应考虑该病的可能。根据骤然发病，伴甲亢表现但无甲状腺疼痛、^{131}I 摄取率降低、血 TPOAb 升高等，可诊断为该病。该病有时需与亚急性肉芽肿性甲状腺炎进行鉴别，后者有甲状腺区疼痛和触痛、复发率低，多与病毒感染有关，血沉明显增快，活检为肉芽肿性改变。

4. 治疗

该病仅需对症治疗。无明显"甲亢"者不需特殊处理，症状明显者可口服 β-受体阻断剂（如普萘洛尔），不需使用抗甲状腺药物，禁用手术和放射性核素治疗。伴甲减者可给予左甲状腺素片（优甲乐）治疗 3 ~ 6 个月后停药，永久性甲减者需终身甲状腺激素替代治疗。

二、慢性淋巴细胞性甲状腺炎（桥本甲状腺炎）

（一）病因与病理

慢性淋巴细胞性甲状腺炎的发病与自身免疫有关，包括甲状腺肿大的桥本甲状腺炎（Hashimoto's thyroiditis）和萎缩性甲状腺炎（atrophic thyroiditis）两种临床类型。桥本甲状腺炎又称桥本甲状腺肿，是一种最常见的自身免疫性甲状腺病，具有一定的遗传倾向，也是甲状腺肿合并甲状腺功能减退最常见的原因。由于自身抗体的损害，病变甲状腺组织被大量淋巴细胞、浆细胞和纤维化所取代。血清中可检出高滴度的甲状腺过氧化物酶抗体（TPOAb）、甲状腺球蛋白抗体（TgAb）及抗甲状腺细胞表面抗体等多种抗体。病变过程大致分为三个阶段。①隐性期：甲状腺功能正常，无甲状腺肿或者轻度甲状腺肿，TPOAb 阳性，甲状腺内有淋巴细胞浸润；②甲状腺功能减低期：临床出现亚临床甲减或显性甲减，甲状腺内大量淋巴细胞浸润，滤泡破坏；③甲状腺萎缩期：临床显性甲减，甲状腺萎缩。

（二）临床表现和诊断

该病90%以上发生于女性，有家族聚集现象，早期仅表现为 TPOAb 阳性，没有临床症状。病程晚期出现甲状腺功能减退的表现。多数病例以甲状腺肿或甲减症状首次就诊。凡是弥漫性甲状腺肿大而质地坚韧或伴结节，特别是伴峡部锥体叶肿大，不论甲状腺功能有无改变，都应怀疑慢性淋巴细胞性甲状腺炎（桥本甲状腺炎）。如血清 TPOAb 和 TgAb 显著增高（多持续半年以上），诊断即可成立。而萎缩性甲状腺炎（AT）患者甲状腺无肿大，但是抗体显著增高，并且伴甲减的表现。部分病例甲状腺肿质地坚硬，需要与甲状腺癌鉴别。也有作者认为，桥本甲状腺炎与甲状腺癌的发生有关。诊断困难时，可行甲状腺细针穿刺细胞学检查，以帮助诊断的确立。

（三）治疗

该病尚无针对病因的治疗措施。限制碘摄入量在安全范围（尿碘 100 ~ 200μg/L）可能有助于阻止甲状腺自身免疫破坏进展。仅有甲状腺肿、无甲减者一般不需要治疗。左甲状腺素治疗可以减轻甲状腺肿，但是尚无证据证明有阻止病情进展的作用。临床治疗主要针对甲减和甲状腺肿的压迫症状。针对临床甲减或亚临床甲减主要给予左甲状腺素替代治疗。甲状腺迅速肿大、伴局部疼痛或压迫症状时，可给予糖皮质激素治疗（泼尼松 30mg/d，分 3 次口服，症状缓解后减量）。一般不用放射性核素治疗和手术治疗。压迫症状明显、药物治疗后不缓解者，可考虑手术治疗，但手术治疗发生术后甲减的概率更高。不能排除甲状腺癌时应手术治疗。

第六节　甲状腺肿

甲状腺肿（goiter）是指良性甲状腺上皮细胞增生形成的甲状腺肿大，分为非毒性甲状腺肿（nontoxic goiter）和毒性甲状腺肿（toxic goiter）。非毒性甲状腺肿，也称为单纯性甲状腺肿（simple goiter），是指非炎症和非肿瘤原因，不伴有临床甲状腺功能异常的甲状腺肿。如果一个地区儿童单纯性甲状腺肿的患病率超过 10%，称之为地方性甲状腺肿（endemic goiter）。甲状腺肿形成结节后称非毒性结节性甲状腺肿（nontoxic nodular goiter），结节的甲状腺素合成与分泌功能可正常（"温"结节）或降低（"冷"或"凉"结节）。如结节的分泌功能升高

（"热"结节），则称为毒性结节性甲状腺肿（toxic nodular goiter）。

一、病因和发病机制

单纯性甲状腺肿的病因可分为：①甲状腺素原料（碘）缺乏或过量；②甲状腺素需要量增高；③甲状腺素合成和分泌障碍。环境缺碘是引起单纯性甲状腺肿的主要因素。高原、山区土壤中的碘盐被冲洗流失，以致饮水和食物中含碘量不足，因此，我国多山地区的居民患此病的较多，故又称"地方性甲状腺肿"。由于碘的摄入不足，无法合成足够量的甲状腺素，便反馈性地引起垂体促甲状腺素（TSH）分泌增高并刺激甲状腺增生和代偿性肿大。初期因缺碘时间较短，增生、扩张的滤泡较为均匀地散布在腺体各部，形成弥漫性甲状腺肿，随着缺碘时间延长，病变继续发展，扩张的滤泡便聚集成多个大小不等的结节，形成结节性甲状腺肿。有的结节因血液供应不良发生退行性变时，还可引起囊肿或纤维化、钙化等改变。有的过度增生的结节可发生恶变。有些青春发育期、妊娠期或绝经期的妇女，由于对甲状腺素的生理需要量暂时性增高，也可发生轻度弥漫性甲状腺肿，称生理性甲状腺肿。这种甲状腺肿大常在成年或妊娠以后自行缩小。

甲状腺肿的患病率和甲状腺体积随着碘缺乏程度的加重而增加，补充碘剂后，甲状腺肿的患病率显著下降。碘与甲状腺肿的患病率呈 U 形曲线，即碘缺乏时，甲状腺肿的患病率增加，称之为"低碘性甲状腺肿"；随着摄碘量的增加，甲状腺肿的患病率逐渐下降，达到 5% 以下（即 U 形曲线的底端）；如果碘摄入量继续增加，甲状腺肿的患病率则回升，这类甲状腺肿被称为"高碘性甲状腺肿"。

二、临床表现和诊断

甲状腺肿一般无明显症状。甲状腺呈轻中度肿大，表面平滑，质地较软。重度肿大的甲状腺可引起压迫症状，出现咳嗽、气促、吞咽困难或声音嘶哑等。胸骨后甲状腺肿可使头部、颈部和上肢静脉回流受阻。甲状腺肿可以分为三度：外观没有肿大，但是能触及者为 I 度；既能看到，又能触及，但是肿大没有超过胸锁乳突肌外缘者为 II 度；肿大超过胸锁乳突肌外缘者为 III 度。彩超是确定甲状腺肿的主要检查方法。

三、防治

除有压迫症状者可手术治疗外，甲状腺肿本身一般不需治疗，主要是改善碘营养状态。食盐加碘是目前国际上公认的预防碘缺乏病的有效措施。防治碘缺乏病要注意碘过量的倾向。生理性甲状腺肿，宜多食含碘丰富的食物如海带、紫菜等。对20岁以下的弥漫性单纯甲状腺肿患者，可给予小剂量甲状腺素或左甲状腺素，以抑制脑腺垂体促甲状腺素（TSH）分泌，缓解甲状腺的增生和肿大，3~6个月为一疗程。出现以下情况之一时，应及时施行甲状腺大部切除术：①因气管、食管或喉返神经受压引起临床症状者；②胸骨后甲状腺肿；③巨大甲状腺肿影响生活和工作者；④结节性甲状腺肿继发功能亢进者；⑤结节性甲状腺肿疑有恶变者。

第七节　甲状腺腺瘤

甲状腺腺瘤是最常见的甲状腺良性肿瘤，多见于中青年女性，按形态学可分为滤泡状和乳头状囊性腺瘤两种。滤泡状腺瘤多见，周围有完整的包膜；乳头状囊性腺瘤少见，常不易与乳头状腺癌区分。正常甲状腺是看不见摸不着的，甲状腺腺瘤的患者常无意中发现颈部包块，多为单发，呈圆形或椭圆性，质地中等，边界清楚，包块随吞咽上下移动，多数生长缓慢。大部分患者无任何症状。当乳头状囊性腺瘤因囊壁血管破裂发生囊内出血时，肿瘤可在短期内迅速增大，局部出现胀痛。甲状腺腺瘤与结节性甲状腺肿的单发结节在临床上较难区别。组织学上腺瘤有完整包膜，周围组织正常，分界明显；而结节性甲状腺肿的单发结节包膜常不完整。

因甲状腺腺瘤有诱发甲亢（发生率约为20%）和恶变（发生率约为10%）的可能，故应早期行包括腺瘤的患侧甲状腺大部或部分（腺瘤小）切除。手术可采用传统方式，也可采用微创（甲状腺内镜）方式。切除标本必须立即行冰冻切片检查，以判定有无恶变。

第八节　甲状腺癌

一、病因

甲状腺癌的病因不是太明确，可能与电离辐射及放射线接触史、内源性或外源性雌激素增加、遗传因素、超重、某些致甲状腺肿物质（如2-乙酰氨芴）及饮食因素（缺碘或高碘饮食）等有关。

二、病理

甲状腺癌是最常见的甲状腺恶性肿瘤，根据肿瘤分化的程度，甲状腺癌可分为甲状腺乳头状癌（papillary thyroid carcinoma，PTC）、甲状腺滤泡状癌（follicular thyroid carcinoma，FTC）、甲状腺髓样癌（medullary thyroid carcinoma，MTC）和未分化型甲状腺癌（undifferentiated thyroid cancer，UTC）。不同病理类型的甲状腺癌，其生物学特性、临床表现、诊断、治疗及预后均有所不同。超过90% 的甲状腺癌为分化型甲状腺癌（differentiated thyroid cancer，DTC），主要包括甲状腺乳头状癌和甲状腺滤泡状癌。大部分分化型甲状腺癌进展缓慢、近似良性病程。分化型甲状腺癌可部分保留正常甲状腺细胞的摄碘、合成甲状腺球蛋白的功能，并受促甲状腺素的调控，这种特征适合采取放射性核素[131]I 治疗和内分泌治疗，因此预后较好，10 年生存率很高，甚至可达治愈。

（一）甲状腺乳头状癌

甲状腺乳头状癌约占成人甲状腺癌的 70% 和儿童甲状腺癌的全部，多见于30 ~ 45 岁女性，生长缓慢，恶性程度较低，随年龄增长，肿瘤恶性度增加。促甲状腺素可以刺激甲状腺乳头状癌细胞生长。约 80% 的肿瘤为多中心性，约 1/3 累及双侧甲状腺。可较早出现颈淋巴结转移，但其预后仍较好。肿瘤最大直径不超过 10mm 的甲状腺癌目前定义为甲状腺微小癌，而其中又以甲状腺微小乳头状癌最为常见。甲状腺微小乳头状癌为甲状腺乳头状癌的一种亚型，由于甲状腺微小乳头状癌直径不超过 10mm，CT、MRI 和 ECT 等难以检出，而高分辨率的彩超却可以检出并分辨 2 ~ 3mm 的囊性或实性结节，加之甲状腺超声造影及细针穿刺活检的应用，使得甲状腺微小癌的检出率明显增加。微小甲状腺乳头状癌是低度恶性癌，生长缓慢，预后好，可长期生存。

（二）甲状腺滤泡状癌

单纯的甲状腺滤泡状癌少见，多数与甲状腺乳头状癌夹杂成为混合型。滤泡状腺癌约占 20%，常见于 50 岁左右中年人，有侵犯血管倾向，33% 可经血运转移到肺、肝、骨及中枢神经系统。颈淋巴结侵犯仅占 10%，此类患者预后略差于甲状腺乳头状癌。

（三）甲状腺髓样癌

甲状腺髓样癌约占 5%，来源于甲状腺的滤泡旁降钙素分泌细胞（C 细胞）

呈未分化状，可兼有颈淋巴结侵犯和血行转移。预后不如乳头状癌，但较未分化癌好。

（四）甲状腺未分化癌

甲状腺未分化癌约占3%，多见于70岁左右老年人，发展迅速，且约50%早期便有颈淋巴结转移，高度恶性。除侵犯气管和/或喉返神经或食管外，还能经血运向肺、骨远处转移。预后差，如果不经治疗，平均存活3~6个月，一年存活率5%~15%。

三、临床表现和诊断

（一）临床表现

分化型甲状腺癌早期多无明显症状。随着病程的进展，甲状腺肿块逐渐增大，质硬，肿块随吞咽上下移动度降低。未分化癌可在短期内出现上述症状，除肿块增长明显外，还容易侵犯周围组织。晚期可产生声音嘶哑、呼吸和吞咽困难、交感神经受压引起霍纳（Horner）综合征（患侧眼球内陷、瞳孔缩小、上睑下垂、血管扩张及面颈部无汗），侵犯颈丛出现耳、枕、肩等处疼痛和局部淋巴结及远处器官转移等表现。颈淋巴结转移在未分化癌发生较早。少数分化型甲状腺癌患者以颈部淋巴结病理性肿大或远处转移癌为首发表现。髓样癌患者伴有多发性内分泌腺瘤综合征Ⅱ型（MEN-Ⅱ）时，可有家族史和出现腹泻、颜面潮红、低血钙等表现。

（二）实验室检查

甲状腺功能测定一般正常，部分患者血促甲状腺素增高，少数患者可有FT_3、FT_4、TT_3、TT_4轻度升高。血清降钙素升高是甲状腺髓样癌的较特异标志物。血清甲状腺球蛋白（Tg）测定主要用于甲状腺癌根治术后有无复发的判断，术前测定意义不大。

（三）辅助检查

1. 超声检查和甲状腺超声造影

甲状腺高分辨率超声检查是评估甲状腺结节的首选方法，可明确包块的位置、大小和性质，帮助鉴别良恶性肿块（详见本章第二节甲状腺疾病常用的检查方法），其准确性在80%~90%或以上，甲状腺超声造影检查的准确性可高达

95%，甚至高于针吸穿刺细胞学的准确性。超声检查还可评估颈部区域有无淋巴结及淋巴结的大小、形态和结构特点。此外，作为甲状腺结节穿刺活检的引导，超声检查已成为甲状腺肿瘤术前诊断和术后复查的重要手段。

2. 甲状腺放射性核素扫描（ECT）检查

甲状腺 ECT 核素显像检查可用于确定甲状腺肿瘤的摄碘功能，"热结节" 和 "温结节" 多为良性结节或腺瘤，而 "凉结节" 或 "冷结节" 多见于无摄碘功能的甲状腺恶性肿瘤、囊肿、出血及纤维坏死等（详见本章第二节甲状腺疾病常用的检查方法）。分化型甲状腺癌行甲状腺全切术后可用诊断性[131]I 检查判断是否有病灶残留、复发和转移。

3. 甲状腺 CT 和 MRI 等检查

在评估甲状腺结节良恶性方面，CT 和 MRI 检查并不优于超声，但对于体积大、生长迅速或侵袭性的肿瘤，可有助于评估甲状腺外周组织器官受累的情况。如怀疑甲状腺癌颈部淋巴结转移及肺转移，宜行颈部和胸部增强 CT 和/或 MRI 检查。

4. 甲状腺细针吸取细胞学检查

甲状腺细针吸取细胞学（fine needle aspiration cytology，FNAC，简称针吸细胞学）的检查结果与手术病理结果的符合率达 90%，仅有 5% 的假阴性率和 5% 的假阳性率。符合率取决于操作者的成功率，差异较大。术前 FNAC 检查有助于减少不必要的甲状腺结节手术，并帮助确定适当的手术方案。凡直径大于 1cm 的甲状腺结节，均可考虑 FNAC 检查。但在下述情况下，FNAC 不作为常规：①经甲状腺 ECT 核素显像检查证实为有自主摄取功能的 "热结节"；②超声提示为纯囊性的结节；③根据超声影像已高度怀疑为恶性的结节。直径小于 1cm 的甲状腺结节，不推荐常规行 FNAC。但如存在下述情况，可考虑超声引导下行 FNAC 检查：①超声提示结节有恶性征象；②伴颈部淋巴结超声影像异常；③童年期有颈部放射线照射史或辐射污染接触史；④有甲状腺癌或甲状腺癌综合征的病史或家族史；⑤PET-CT 显像阳性；⑥伴血清降钙素水平异常升高。与触诊下 FNAC 检查相比，超声引导下 FNAC 的取材成功率和诊断准确率更高。FNAC 有 4 个结果：①恶性结节；②疑似恶性结节，主要是滤泡状甲状腺肿瘤，这类结节中 15% 是恶性的，85% 是良性的，依靠细胞学检查很难区分；③良性结节；④标本取材不满意。后一种情况需要在超声引导下重复穿刺。多结节甲状腺肿与单发结节具有相同恶变的危险性。如果仅对大的结节行 FNAC，往往容易使甲状腺癌漏诊。这时彩超的检查显得重要，FNAC 要选择具有癌性征象的结节穿刺。

FNAC 提示手术的指征：①恶性结节；②实性结节，FNAC 多次取材不满意；

③疑似恶性结节；④某些结节，特别是有囊样变者，标本取材始终不满意，手术往往证实是恶性。若 FNAC 检查为良性，仍有 10% 的概率可能是恶性。如是冷结节，以及甲状腺功能正常或减低，可给以左甲状腺素片，抑制垂体促甲状腺素（TSH）生成，并嘱患者在 3 个月后复查。3 个月后如结节增大，则不管 TSH 受抑是否足够，均有手术指征。若结节变小或无变化，可仍予以 TSH 抑制治疗，隔 3 个月后再次复查，如总计 6 个月结节不变小，则有手术指征。

四、治疗

（一）分化型甲状腺癌的治疗

分化型甲状腺癌（甲状腺乳头状癌和甲状腺滤泡状癌）是所有癌症中预后最好的肿瘤之一，据报道，如果采用规范治疗，甲状腺乳头状癌 5 年和 10 年生存率分别为 99% 和 98%，这种规范治疗在欧美国家称之为"二加一治疗"，即手术切除甲状腺+放射性核素^{131}I 治疗+甲状腺素维持治疗（内分泌治疗）。

1. 手术治疗

手术是未分化癌以外各型甲状腺癌的基本治疗方法。手术切除的彻底性是减少肿瘤复发和改善预后的重要因素，同时也是保证分化型甲状腺癌术后放射性核素^{131}I 治疗效果的基础条件。甲状腺的切除范围目前仍有分歧，范围最小的为腺叶加峡部切除，最大至甲状腺全切除。全甲状腺切除术即切除所有甲状腺组织，无肉眼可见的甲状腺组织残存；近全甲状腺切除术即切除几乎所有肉眼可见的甲状腺组织（保留<1g 的非肿瘤性甲状腺组织，如喉返神经入喉处或甲状旁腺处的非肿瘤性甲状腺组织）。近来不少学者认为年龄是划分复发高危、低危的重要因素，并根据高危、低危分组选择治疗原则。对低危组患者采用腺叶及峡部切除，若切缘无肿瘤，即可达到治疗目的。对高危组患者采取患侧腺叶全切、对侧次全切除术为宜。颈淋巴结清扫的手术效果固然可以肯定，但患者的生活质量却受到影响。所以目前多数不主张做预防性颈淋巴结清扫，一般对低危组患者，若手术时未触及肿大淋巴结，可不做颈淋巴结清扫。如发现肿大淋巴结，应切除后做快速冰冻病理检查，证实为淋巴结转移者，可做中央区颈淋巴结清扫或改良颈淋巴结清扫。

2. 放射性核素治疗（^{131}I 治疗）

在放射性核素治疗前，应先行甲状腺全切或将残余的甲状腺切除，因为正常甲状腺组织较分化型甲状腺癌可更多地聚集^{131}I 而影响治疗效果。残留的正常甲状腺组织被完全清除后，因分化型甲状腺癌细胞的分化程度较高，具有摄取^{131}I

的功能，所以可用¹³¹I 进行内照射杀伤复发和转移的分化型甲状腺癌病灶。¹³¹I 治疗是分化型甲状腺癌术后治疗的重要手段之一，¹³¹I 治疗包含两个层次：一是采用¹³¹I 清除分化型甲状腺癌术后残留的甲状腺组织，简称¹³¹I 清甲；二是采用¹³¹I 清除手术不能切除的分化型甲状腺癌转移灶，简称¹³¹I 清灶。

除所有癌灶均小于 1cm 且无甲状腺外浸润、无淋巴结和远处转移的分化型甲状腺癌外，其他分化型甲状腺癌均可考虑¹³¹I 清甲治疗。妊娠期、哺乳期、计划短期（6 个月）内妊娠者和无法依从辐射防护指导者，不适合进行¹³¹I 清甲治疗。

3. 内分泌治疗

分化型甲状腺癌术后内分泌治疗，又称抑制 TSH 治疗，是指手术后应用超生理剂量的甲状腺激素将 TSH 抑制在正常低限或低限以下，甚至检测不到的程度。分化型甲状腺癌的细胞膜表面表达 TSH 受体，并且对 TSH 刺激发生反应，使甲状腺癌组织复发和增生。通过超生理剂量的甲状腺素抑制血清 TSH 水平，可以减少肿瘤复发的危险。所以术后患者要长期接受甲状腺素治疗。这样做的目的一方面是供应机体甲状腺激素的需求，另一方面是抑制肿瘤的复发。要达到这两个目的，甲状腺素的剂量要大于治疗甲减的替代剂量。抑制 TSH 治疗用药首选左甲状腺素片口服制剂。TSH 抑制水平与分化型甲状腺癌的复发、转移和癌症相关死亡的关系密切，特别对高危分化型甲状腺癌患者，这种关联性更加明确。抑制 TSH 治疗的目标：①持续肿瘤组织存在的患者，在没有特殊禁忌证情况下，血清 TSH 应当维持在<0.1mU/L；②临床无症状的高危型患者，血清 TSH 应当维持在 0.1~0.5mU/L，5~10 年；③临床无症状的低危型患者，TSH 应维持在 0.3~2.0mU/L，5~10 年。

（二）甲状腺髓样癌的治疗

目前手术仍然是甲状腺髓样癌的首选治疗方法。单纯甲状腺髓样癌的手术原则基本上同分化型甲状腺癌。但部分甲状腺髓样癌可伴发肾上腺嗜铬细胞瘤（即 MEN II 型），临床可有面色潮红、高血压、腹泻等表现，若不进行充分的针对肾上腺嗜铬细胞瘤的术前准备，手术时可激发致死性高血压。因此，甲状腺髓样癌患者一定要明确有无合并肾上腺嗜铬细胞瘤。对合并有肾上腺嗜铬细胞瘤的甲状腺髓样癌患者，在甲状腺手术前，要先由泌尿外科处理嗜铬细胞瘤，否则，在颈部手术时可激发致死性高血压。放、化疗只是在无有效控制手段时作为甲状腺髓样癌的姑息性治疗方法。新型分子靶向治疗药物，可适用于晚期（转移性）甲状腺髓样癌患者。

（三）甲状腺未分化癌的治疗

甲状腺未分化癌是甲状腺癌的一种临床病理类型，较分化型甲状腺癌恶性程度高、进展快，多数患者因癌细胞的局部浸润而导致死亡，存活期较短，预后差。因此，提高甲状腺未分化癌的预后是其治疗的重点。甲状腺未分化癌的治疗应注重综合治疗方案，可采取手术治疗、放疗、化疗等综合治疗手段，控制局部病变，提高患者远期生存率。甲状腺未分化癌应先进行 FNAC 或外科手术活检以明确诊断，必要时需行气管切开以保持呼吸道通畅，有时可先进行病灶切除。因甲状腺未分化癌进展快速，因此有条件者在手术之前可先行放射治疗和化疗，待癌肿缩小或退化后，再做甲状腺全切除加同侧颈淋巴结清扫术，可望提高手术治疗的效果，术后再酌情辅以放、化疗等治疗。

（王　泽　孔德路　孔令泉）

参 考 文 献

［1］王吉耀. 内科学（上、下册）. 第2版. 北京：人民卫生出版社，2010.

［2］陈孝平. 外科学（上、下册）. 第2版. 北京：人民卫生出版社，2010.

［3］陈孝平，汪建平. 外科学. 第8版. 北京：人民卫生出版社，2013.

［4］葛均波，徐永健. 内科学. 第8版. 北京：人民卫生出版社，2013.

［5］郭应禄，祝学光. 外科学. 北京：北京大学医学出版社，2003.

［6］姚泰. 生理学. 第2版. 北京：人民卫生出版社，2010.

［7］吴凯南. 实用乳腺肿瘤学. 北京：科学出版社，2016.

［8］中华医学会内分泌学分会. 甲状腺结节和分化型甲状腺癌诊治指南. 中国肿瘤临床，2012，39（17）：1249-1272.

［9］Moon WJ, Kwag HJ, Na DG. Are there any specific ultrasound findings of nodular hyperplasia（"leave me alon e" lesion）to differentiate it from folicular adenoma? Acta Radiol，2009，50（4）：383-388.

［10］Moon WJ, Jung SL, Lee JH, et al. Benign and malignant thyroid nodules：US differentiation-multicenter retrospective study. Radiology，2008，247（3）：762-770.

［11］Cappelli C, Castelano M, Pirola I, et al. The predictive value of ultrasound findings in the managment of thyroid nodules. QJM，2007，100（1）：29-35.

第四章 甲状腺疾病对乳腺癌的影响

乳腺癌是女性最常见的恶性肿瘤[1]，甲状腺疾病也是女性的常见疾病。乳腺和甲状腺同属于内分泌激素反应性器官，内分泌功能变化与乳腺及甲状腺疾病的发生关系密切。已有大量研究显示，甲状腺疾病与乳腺癌之间存在一定的相关性[2,3]。

第一节 甲状腺疾病患者中乳腺癌发病风险研究

Freitas 等[2]通过病例对照研究发现，乳腺癌患者中存在甲状腺疾病家族史的情况更为常见（$P = 0.001$），推断甲状腺疾病可能增加乳腺癌的发病风险。Natalie Prinzi 等[3]在研究中综合评估了合并甲状腺良性或恶性疾病患者中发生乳腺癌的风险，他们筛选了来自意大利中部及南部共 3921 例患有甲状腺疾病的女性患者，并分组为：无结节性甲状腺疾病组、伴结节性甲状腺疾病组及伴分化型甲状腺癌组，予以年龄分层，分别研究各组中乳腺癌的发生情况，并与正常人群中乳腺癌发生率对比，结果发现，患有甲状腺良性或恶性疾病的女性患者中乳腺癌的发生风险显著增高，特别是在年轻女性患者中表现明显。由此判断，甲状腺自身抗体可能有预防乳腺癌的作用。

一、甲状腺功能减退（甲减）患者中乳腺癌的发病风险

有研究[4]发现，原发性甲减可导致视丘下部和腺垂体发生实质性改变，致使腺垂体促性腺激素的分泌亢进，导致雌激素分泌增加，是乳腺癌发生的危险因素。Tosovic 等[5]通过对 2185 例 T_3 水平处于基线的妇女进行前瞻性研究，随访 23.3 年，其中有 149 例（6.8%）妇女患侵袭性乳腺癌。Martinez-Iglesias 等[6]研究发现甲减可能调节肿瘤的发展和转移，不受甲状腺激素受体（thyroid hormone receptor，TR）表达的影响；甲减虽可以使肿瘤生长阻滞，却也增强了肿瘤的侵袭力。Kuijpens 等[7]研究随访了 2775 例未患乳腺癌妇女约 9 年（1994～2003 年），到 2003 年还有 2748 例妇女参与研究，随访过程中，所有新发乳腺癌及相关死亡病例都被记录，发现甲减及低水平 FT_4 可增加绝经后妇

女患乳腺癌的风险。有研究[8]认为，甲状腺激素的促肿瘤作用可增加某些肿瘤的发生率，如结肠癌、乳腺癌、前列腺癌及肺癌，且在某些甲减患者中，乳腺癌的发生较晚或发现时处于较早阶段。而 Sandhu 等[9]选择了 178 186 例自身免疫性甲状腺功能减退疾病（AIHT）或其他疾病需服用左甲状腺素（LT_4）的老年患者，随访近 9 年，发现服用 LT_4 与未服用 LT_4 的患者乳腺癌发生率相似，说明 LT_4 不是老年乳腺癌的危险因素；与未服用 LT_4 的患者相比，服用 LT_4 的患者死亡率较低（$P<0.001$），与在乳腺癌患者中得出的结论相同，说明服用 LT_4 的乳腺癌患者有一定的生存获益。虽然多数研究结论显示甲减可增加乳腺癌发病率，但也有研究[10]认为原发性甲减可降低乳腺癌发病率，故还需进一步研究二者的相关性。

二、甲状腺功能亢进（甲亢）患者中乳腺癌发病风险

1977 年，Davis 等报道甲亢患者乳腺癌的发生率比甲状腺功能正常的人低得多，认为甲状腺功能状态可能影响乳腺癌的发生，而甲状腺激素可能有对抗乳腺癌发生的作用。Gago-Dominguez 等[11]报道甲状腺功能亢进，以及增加 T_3 水平或提高碘复合物水平可降低乳腺癌的发生率，其机制可能与其产生脂质过氧化和氧化应激从而诱导细胞凋亡有关。相反，甲状腺功能减退抑制了细胞氧化应激的凋亡过程，有可能增加发生乳腺癌的危险性。在早年的一些研究[12]中推测甲状腺功能亢进可能降低乳腺癌发病风险，但同时甲状腺功能亢进可能是绝经前乳腺癌患者发病的促进因素。然而，也有研究[13]认为，自身免疫性甲状腺疾病及甲状腺功能亢进状态可增加原发性乳腺癌的发病风险，而甲状腺功能减退可降低乳腺癌的发病风险。

Ferreira 等[14]在乳腺癌小鼠模型中人工给予甲状腺激素，制造"人工甲亢"效果，通过对比研究分析发现，"人工甲亢"可导致肿瘤体积显著增大。Saraiva 等[15]研究发现，绝经后乳腺癌女性中甲亢发生率明显增高，其血清中甲状腺激素/雌激素的值也明显增高，推测甲状腺激素与雌激素的紊乱和相互之间的作用可能会导致乳腺细胞癌变。甲状腺激素可直接控制机体生长和细胞增殖，其含量不足或过量均可改变腺垂体和甲状腺激素及化学致癌因子的代谢，研究者认为乳腺癌的病程演进可能会受甲状腺激素含量高低不同的影响，甲状腺激素既可能是肿瘤细胞形成的促进因子，也可能是对抗肿瘤细胞形成和生长的保护因子。

Tosovic 等[16]随访了 2696 例 T_3 及 TSH 处于基线水平的女性，中位随访时间为 19.3 年，其中 173 例女性患乳腺癌，提示绝经后女性的 T_3 水平与乳腺癌的发

病风险呈显著正相关。许多流行病学研究[17]显示，甲状腺功能亢进是导致乳腺癌发展的一个因素。此外，也有实验研究发现高水平的甲状腺激素可以减少乳腺癌细胞系增殖的间隔。因此，目前甲状腺激素对于乳腺癌的影响还需进一步研究论证。

三、自身免疫性甲状腺疾病患者中乳腺癌的发病风险

自身免疫性甲状腺疾病（autoimmune thyroid disease，AITD）是最常见的器官特异性免疫性疾病，主要包括 Graves 病和桥本甲状腺炎（Hashimoto's thyroiditis，HT），在人群中发病率可达 5% 左右，且发病率女性明显高于男性。研究显示[18]，乳腺癌与 AITD 密切相关。Hardefeldt 等[19]的荟萃分析发现，自身免疫性甲状腺炎可增加患者患乳腺癌风险，比值比 OR = 2.92（95% CI 2.13 ~ 4.01），甲状腺自身抗体的存在与乳腺癌的发生风险呈正相关（OR = 2.02，95% CI 1.63 ~ 2.50）。有研究发现[18]，在乳腺癌手术之前，乳腺癌患者中 TPO 抗体阳性率为 33%，而乳腺良性疾病组及对照组中 TPO 抗体阳性率分别为 20% 和 8%。但也有研究认为[20]，女性体内如果含有较高的甲状腺过氧化物酶抗体（TPOAb），其乳腺癌的发病风险是减低的。一项关于 TPOAb 对乳腺癌患者预后影响的前瞻性研究[21]中，通过对 47 例高度恶性乳腺癌患者术后随访观察，发现 TPOAb 阴性组中 5 年死亡率为 15/32（46.9%），而 TPOAb 阳性组 5 年死亡率为 1/15（6.7%）（$P = 0.01$），提示 TPOAb 可能降低乳腺癌的病死率。

HT 又称慢性淋巴细胞性甲状腺炎，是一种以淋巴细胞浸润为主的甲状腺炎性病变，淋巴细胞浸润在乳腺肿瘤形成中的作用一直受到质疑，许多数据表明乳腺肿瘤形成早期可探及淋巴细胞浸润或局部免疫反应失调。Fierabracci 等[22]选取了 26 例 TPOAb 阳性的乳腺癌患者，其中 14 例（53.8%）伴 HT，以及 30 例无甲状腺自身免疫性疾病的乳腺癌患者，评估肿瘤及肿瘤周围正常乳腺组织的淋巴浸润（LI）情况，结果显示，TPOAb 阳性的乳腺癌患者淋巴浸润稀少（LIS）占 73.1%（19/26），淋巴浸润中等或显著（LIM）占 26.9%。伴 HT 的乳腺癌患者均为 LIS。30 例无 AITD 的乳腺癌患者中，LIS 占 83%（25/30），LIM 占 17%，两组之间的 LIS 和 LIM 差异无统计学意义，提示伴 AITD 的乳腺癌患者中，淋巴浸润对肿瘤发生无明显影响。但这些研究有其局限性，尚不能否定淋巴细胞浸润与乳腺癌的关系，需要更多的研究加以证实。

四、单纯性甲状腺肿患者中乳腺癌的发病风险

单纯性甲状腺肿又称"地方性甲状腺肿"，环境缺碘为其主要病因。因碘摄

入不足，无法合成足够量的甲状腺激素，反馈性引起垂体 TSH 增高刺激甲状腺增生及代偿性肿大。随着缺碘时间延长，病变发展，扩张滤泡聚集成大小不等的结节，形成结节性甲状腺肿（nodular goiter，NG）。Turken 等[23]对 150 例乳腺癌患者及 100 例对照组进行甲状腺功能及激素水平检测发现，结节性甲状腺肿与乳腺癌的发病有明显相关性，而甲状腺激素的水平在实验组与对照组却无明显差异。Muller 等[24]通过对 622 例伴有良性甲状腺疾病患者乳腺癌发病风险的研究显示，良性甲状腺疾病组中乳腺癌的发生率为 6.11%（38/622），较普通人群乳腺癌发病风险（2.07%）明显增高（$P = 0.0002$）。但如果将其按 Graves 病、桥本甲状腺炎、甲状腺结节等分别分组，则乳腺癌发病风险与普通人群相比则无明显差异。Goldman 等[25]为研究甲状腺疾病患者中乳腺癌病死率，对麻省总医院甲状腺门诊 1925～1974 年共 9520 例符合条件病例进行随访研究发现，伴发桥本甲状腺炎的乳腺癌患者病死率最低（15.1%），而伴发非毒性甲状腺结节的乳腺癌患者病死率最高（27.6%）。Brinton 等[26]在 1984 年报道，伴有未经治疗的甲状腺功能减退或甲状腺肿患者的乳腺癌发病风险显著降低（$RR = 0.3$，95% CI 0.1～0.7）。因此，甲状腺肿与乳腺癌之间的关系尚需进一步研究。

五、甲状腺癌患者中乳腺癌的发病风险

Chen 等[27]回顾性分析了 299 828 例乳腺癌和 23 080 例甲状腺癌患者，发现有 365 例同时患有乳腺癌和甲状腺癌，其中 252 例初诊为甲状腺癌，113 例初诊为乳腺癌，发病间隔均在 2 年以上；在初诊为乳腺癌的患者中，未发现甲状腺癌发病率增加，但初诊为甲状腺癌的患者中，尤其是未绝经的患者，在甲状腺切除术后乳腺癌的发病率是对照组的 1.9 倍。Simon 等[28]研究发现有甲状腺癌病史的妇女其乳腺癌发病风险显著增高（OR = 2.7，95% CI 1.2～5.9），且这种风险的增高主要表现在经产妇中（OR = 3.4，95% CI 1.5～8.1）。一项包括 1618 例原发性甲状腺癌女性及 39 194 例原发性乳腺癌女性的研究结果发现[29]，40 岁以下诊断肿瘤的患者其发生第二肿瘤的风险显著增高。经过病理组织学分析，伴发滤泡型或乳头-滤泡混合型甲状腺癌患者其乳腺癌发病风险相比之下最高，且 40 岁以下伴发滤泡型甲状腺癌患者乳腺癌发生率为普通人群的 10 倍。Van Fossen 等[30]研究发现，女性甲状腺癌患者中患乳腺癌风险较普通人群增加 0.67 倍，而男性甲状腺癌患者再发乳腺癌风险较普通人群增加 20 倍。

第二节　甲状腺疾病对乳腺癌影响的相关机制

一、辐射

辐射是公认的引发甲状腺癌的危险因素，而各种来源的辐射，包括医源性或核爆炸产生的辐射也可导致乳腺癌的发病风险增高。既往接受过放疗的儿童癌症幸存者，其乳腺癌发生风险明显增高，且与辐射剂量呈线性相关[31]，而其中霍奇金淋巴瘤行放疗后发病风险增加最高（RR = 7）[32]。日本广岛及长崎曾遭受核袭击[33]，通过对当地女性观察研究发现，核辐射效应可增加甲状腺癌和乳腺癌发病风险，且增加的风险与核辐射曝光时间呈正相关（<35 岁）。切尔诺贝利核事故发生的地区，事后调查发现乳腺癌发病率较普通地区明显增高 2 倍，在受辐射的年轻女性中表现得尤为明显[34]。

二、甲状腺激素

1957 年 Tannenbaum 等报道甲减与乳腺癌并存于碘缺乏地区。1977 年 Davis 等报道甲亢患者乳腺癌的发生率比甲状腺功能正常的人低得多，因此认为甲状腺功能状态可能影响乳腺癌的发生，而甲状腺激素可能有对抗乳腺癌发生的作用。在啮齿类动物中，乳腺发育和生理变化都是对三碘甲腺原氨酸（triiodothyronine，T_3）敏感的[35]。甲状腺激素对于乳腺小叶的生长发育有一定的刺激作用，但对乳腺导管的发育并没有很大的影响[36]。Gonzalez-Sancho 等[37]发现 T_3 能够抑制细胞周期蛋白 D1 和 T1 基因表达，从而抑制乳腺上皮的增殖。Hall 等[38]研究 T_3 和雌二醇（E_2）对人乳腺癌细胞株（MCF-7、T47-D）的作用发现，T_3 和 E_2 依赖的细胞增殖作用均可被雌激素受体（ER）拮抗剂抑制，T_3 可增强 E_2 对 T47-D 细胞株的促进增殖作用，还可诱导雌激素反应元件介导的基因表达作用活化，虽然这种作用仅在 MCF-7 细胞株中发现，较 E_2 作用轻微，提示 T_3 可促进乳腺癌细胞增殖，在某些细胞株中可增强 E_2 的促细胞分裂作用。肿瘤易感基因 101（TSG101）在乳腺癌和甲状腺癌组织中存在过表达，研究发现[39]TSG101 在上游调控元件中存在甲状腺转录因子 2（TIF-2）和甲状腺激素受体的结合位点，在转化和原发肿瘤细胞中，甲状腺激素可能与 TSG101 启动子活性的差异性调节过程有关，从而对疾病发生、发展产生影响。

有研究发现[40]，T_3 可能促进乳腺细胞的分化，并且可以增强雌二醇对肿瘤细胞的分化作用，因此，T_3 在乳腺癌的发展中可能起重要作用。有报道[41]，T_3 能够维持多种细胞系在无血清培养基中的增殖，其中包括乳腺癌细胞株。但也有研究[42]认为，甲状腺激素疗法对血清中的雌激素无明显影响。

以上文献提示甲状腺功能状态可能影响乳腺癌的发生和发展，甲状腺激素可能是乳腺癌的促进因素或是抑制因素。而甲状腺疾病（甲减、甲亢或自身免疫性甲状腺疾病）都可伴甲状腺功能状态变化，故认为甲状腺疾病有可能增加或降低乳腺癌的发病风险，促进或延缓乳腺癌的发生和发展。

三、碘的摄入量

Smyth 等[43]推测乳腺癌发病的地域性差异可能是由于饮食中碘的摄入量不同，以及碘对乳腺组织细胞的作用不同所致。在日本，乳腺癌发病率较低[44]，有研究者[45,46]认为这可能与日本传统饮食中富含海藻类而增加了碘摄取量有关，而随着日本女性移民西方国家采用西式饮食后，乳腺癌的发病率开始上升。Funahashi 等[47]用富碘海藻喂食由二甲基苯并蒽诱发的乳腺癌的小鼠，发现可以抑制乳腺癌的进展，提示碘具有抗肿瘤的作用，推测这种作用可能是通过上调转化生长因子 β 在肿瘤细胞中的表达，从而诱导肿瘤细胞的凋亡而实现的。Shrivastava 等[48]进一步证实碘能够降低细胞内 Bcl-2 的表达，上调 Bax 的水平，并能使凋亡诱导因子由线粒体转位至细胞核内，从而达到促使癌细胞凋亡的目的。

四、钠–碘转运体

钠–碘转运体（Na^+/I^- symporter，NIS）[49]是一种介导碘转运的膜蛋白，可使胞内碘含量为血浆的 20 ~ 100 倍。研究发现，除甲状腺外，乳腺也有微弱的摄取放射性碘的能力，提示乳腺组织中也有 NIS 基因的表达，且哺乳期及乳腺癌组织中 NIS mRNA 显著高于非哺乳期的乳腺组织。Tazebay 等[50]研究发现 85 例 ER 阳性乳腺癌转移组织细胞表面存在大量碘转运体，NIS 可将血液中的碘转运到乳腺癌组织，使其碘浓度高于其他组织，且发现 87% 侵袭性乳腺癌和 83% 的导管癌表达人类 NIS 而正常组织没有表达 NIS。Wapnir 等[51]对 169 例乳腺癌标本免疫组化分析 NIS 蛋白的表达，结果显示：导管内癌中有 88% NIS 蛋白表达（其中 53% 高表达），浸润性导管癌中有 76% NIS 蛋白表达（其中 40% 高表达）。对于碘是否可以应用于对乳腺癌的治疗，Nakamoto 等[52]对乳腺癌细胞 NIS 转运 ^{131}I 进行了研究，结果显示癌细胞胞体内和胞体外均有转运碘到细胞内的功能；

Upadhyay 等[53]发现乳腺癌细胞内存在碘化的蛋白质，提示碘可能被有机化从而延长乳腺肿瘤内的存留时间，这可能为甲状腺癌行甲状腺全切术后合并乳腺癌的放射性核素治疗提供了一定的理论依据。

而促进肿瘤分化或直接刺激 NIS 基因表达可以增强乳腺癌细胞对碘的摄取。Cho 等[54]研究发现催产素、泌乳素、雌激素等均可刺激乳腺肿瘤 NIS 的转录与表达。维甲酸（tRA)[55]通过抑制细胞周期进程和诱导凋亡在诸多肿瘤的治疗中发挥独特的作用。tRA 可刺激体外和体内乳腺癌细胞 MCF-7 的 NIS 基因表达，增加^{131}I 的细胞毒性。至于放射性碘治疗是否可应用于乳腺癌患者，还需行进一步研究加以验证。

（赵春霞　罗清清　李　红　孔令泉）

参 考 文 献

［1］ Rebecca L S, Miller, Ahmedin J, et al. 2015. Cancer statistics. Carcer J Clin, 2015（65）：1-25.

［2］ Freitas PA, Vissoci GM, Pinto RM, et al. Study of the Prevalence of Autoimmune Thyroid Disease in Women with Breast Cancer. Endocrine practice：Official Journal of the American College of Endocrinology and the American Association of Clinical Endocrinologists, 2015.

［3］ Prinzi N, Baldini E, Sorrenti S, et al. Prevalence of breast cancer in thyroid diseases：results of a cross- sectional study of 3, 921 patients. Breast Cancer Research and Treatment, 2014, 144（3）：683-688.

［4］ Fierabracci P, Pinchera A, Campani D, et al. Association between breast cancer and autoimmune thyroid disorders：no increase of lymphocytic infiltrates in breast malignant tissues. Journal of Endocrinological Investigation, 2006, 29（3）：248-251.

［5］ Tosovic A, Bondeson AG, Bondeson L, et al. Levels in relation to prognostic factors in breast cancer：a population-based prospective cohort study. BMC Cancer, 2014, 14（1）：536.

［6］ Martinez- Iglesias O, Garcia- Silva S, Regadera J, et al. Hypothyroidism enhances tumor invasiveness and metastasis development. PLoS One, 2009, 4（7）：6428.

［7］ Kuijpens JL, Nyklictek I, Louwman MW, et al. Hypothyroidism might be related to breast cancer in post- menopausal women. Thyroid：Official Journal of the American Thyroid Association, 2005, 15（11）：1253-1259.

［8］ Moeller LC, Fuhrer D. Thyroid hormone, thyroid hormone receptors, and cancer：a clinical perspective. Endocrine- Related Cancer, 2013, 20（2）：19-29.

［9］ Sandhu MK, Brezden- Masley C, Lipscombe LL, et al. Autoimmune hypothyroidism and breast cancer in the elderly. Breast Cancer Research and Treatment, 2009, 115（3）：635-641.

［10］ Cristofanilli M, Yamamura Y, Kau SW, et al. Thyroid hormone and breast carcinoma. Primary hypothyroidism is associated with a reduced incidence of primary breast carcinoma. Cancer,

2005, 103: 1122-1128.

[11] Gago-Dominguez M, Castelao JE. Role of lipid peroxidation and oxidative stress in the association between thyroid diseases and breast cancer. Critical Reviews in Oncology/ Hematology, 2008, 68 (2): 107-114.

[12] Vorherr H. Thyroid disease in relation to breast cancer. Klinische Wochenschrift, 1978, 56 (23): 1139-1145.

[13] Siegler JE, Li X, Jones SD, et al. Early-onset breast cancer in a woman with Graves' disease. International Journal of Clinical and Experimental Medicine, 2012, 5 (4): 358-362.

[14] Ferreira E, da Silva AE, Serakides R, et al. Ehrlich tumor as model to study artificial hyperthyroidism influence on breast cancer. Pathology, Research and Practice, 2007, 203 (1): 39-44.

[15] Saraiva PP, Figueiredo NB, Padovani CR, et al. Profile of thyroid hormones in breast cancer patients. Brazilian Journal of Medical and Biological Research, 2005, 38 (5): 761-765.

[16] Tosovic A, Bondeson AG, Bondeson L, et al. Prospectively measured triiodothyronine levels are positively associated with breast cancer risk in postmenopausal women. Breast Cancer Research, 2010, 12 (3): 33.

[17] De Sibio MT, de Oliveira M, Moretto FC, et al. Triiodothyronine and breast cancer. World Journal of Clinical Oncology, 2014, 5 (3): 503-508.

[18] Giustarini E, Pinchera A, Fierabracci P, et al. Thyroid autoimmunity in patients with malignant and benign breast diseases before surgery. European Journal of Endocrinology, 2006, 154 (5): 645-649.

[19] Hardefeldt PJ, Eslick GD, Edirimanne S. Benign thyroid disease is associated with breast cancer: a meta-analysis. Breast Cancer Research and Treatment, 2012, 133 (3): 1169-1177.

[20] Tosovic A, Becker C, Bondeson AG, et al. Prospectively measured thyroid hormones and thyroid peroxidase antibodies in relation to breast cancer risk. International Journal of Cancer, 2012, 131 (9): 2126-2133.

[21] Fiore E, Giustarini E, Mammoli C, et al. Favorable predictive value of thyroid autoimmunity in high aggressive breast cancer. Journal of Endocrinological Investigation, 2007, 30 (9): 734-738.

[22] Fierabracci P, Pinchera A, Campani D, et al. Association between breast cancer and autoimmune thyroid disorders: no increase of lymphocytic infiltrates in breast malignant tissues. Journal of Endocrinological Investigation, 2006, 29 (3): 248-251.

[23] Turken O, NarIn Y, DemIrbas S, et al. Breast cancer in association with thyroid disorders. Breast Cancer Research, 2003, 5 (5): 110-113.

[24] Muller I, Pinchera A, Fiore E, et al. High prevalence of breast cancer in patients with benign thyroid diseases. Journal of Endocrinological Investigation, 2011, 34 (5): 349-352.

[25] Goldman MB, Monson RR, Maloof F. Benign thyroid diseases and the risk of death from breast

cancer. Oncology, 1992, 49 (6): 461-466.

[26] Brinton LA, Hoffman DA, Hoover R, et al. Relationship of thyroid disease and use of thyroid supplements to breast cancer risk. Journal of Chronic Diseases, 1984, 37 (12): 877-893.

[27] Chen AY, Levy L, Goepfert H, et al. The development of breast carcinoma in women with thyroid carcinoma. Cancer, 2001, 92 (2): 225-231.

[28] Simon MS, Tang MT, Bernstein L, et al. Do thyroid disorders increase the risk of breast cancer? Cancer epidemiology, biomarkers & prevention: a publication of the American Association for Cancer Research, cosponsored by the American Society of Preventive Oncology, 2002, 11 (12): 1574-1578.

[29] Ron E, Curtis R, Hoffman DA, et al. Multiple primary breast and thyroid cancer. British Journal of Cancer, 1984, 49 (1): 87-92.

[30] Van Fossen VL, Wilhelm SM, Eaton JL, et al. Association of thyroid, breast and renal cell cancer: a population-based study of the prevalence of second malignancies. Annals of Surgical Oncology, 2013, 20 (4): 1341-1347.

[31] Henderson TO, Amsterdam A, Bhatia S, et al. Systematic review: surveillance for breast cancer in women treated with chest radiation for childhood, adolescent, or young adult cancer. Annals of Internal Medicine, 2010, 152 (7): 444-455.

[32] Guibout C, Adjadj E, Rubino C, et al. Malignant breast tumors after radiotherapy for a first cancer during childhood. Journal of Clinical Oncology: Official Journal of the American Society of Clinical Oncology, 2005, 23 (1): 197-204.

[33] Preston DL, Ron E, Tokuoka S, et al. Solid cancer incidence in atomic bomb survivors: 1958-1998. Radiation Research, 2007, 168 (1): 1-64.

[34] Pukkala E, Kesminiene A, Poliakov S, et al. Breast cancer in Belarus and Ukraine after the Chernobyl accident. International Journal of Cancer Journal International du Cancer, 2006, 119 (3): 651-658.

[35] Vonderhaar BK, Greco AE. Lobulo-alveolar development of mouse mammary glands is regulated by thyroid hormones. Endocrinology, 1979, 104: 409-418.

[36] Topper YJ, Freeman CS. Multiple hormone interactions in the developmental biology of the mammary gland. Physiol Rev, 1980, 60: 1049-1106. [PMID: 7001510]

[37] Gonzalez-Sancho JM, Figueroa A, Lopez-Barahona M, et al. Inhibition of proliferation and expression of T1 and cyclin D1 genes by thyroid hormone in mammary epithelial cells. Molecular Carcinogenesis, 2002, 34 (1): 25-34.

[38] Hall LC, Salazar EP, Kane SR, Liu N. Effects of thyroid hormones on human breast cancer cell proliferation. The Journal of Steroid Biochemistry and Molecular Biology, 2008, 109 (1-2): 57-66.

[39] Hsu SF, Goan YG, Tsai HY, et al. An upstream regulatory element confers orientation-independent enhancement of the TSG101 promoter activity in transformed cells. Molecular Biology Reports, 2012, 39 (1): 517-525.

[40] Cestari SH, Figueiredo NB, Conde SJ, et al. Influence of estradiol and triiodothyronine on breast cancer cell lines proliferation and expression of estrogen and thyroid hormone receptors. Arq Bras Endocrinol Metabol, 2009, 53: 859-864. [PMID: 19942988 DOI: 10. 1590/S0004-27302009000700010]

[41] Dinda S, Sanchez A, Moudgil V. Estrogen-like effects of thyroid hormone on the regulation of tumor suppressor proteins, p53 and retinoblastoma, in breast cancer cells. Oncogene, 2002, 21: 761-768.

[42] Morgan MA, Dellovade TL, Pfaff DW. Effect of thyroid hormone administration on estrogen-induced sex behavior in female mice. Horm Behav, 2000, 37: 15-22.

[43] Smyth PP. The thyroid, iodine and breast cancer. Breast Cancer Research: BCR, 2003, 5 (5): 235-238.

[44] Pisani P, Parkin DM, Bray F, et al. Estimates of the worldwide mortality from 25 cancers in 1990. International Journal of Cancer, 1999, 83 (1): 18-29.

[45] LeMarchand L, Kolonel LN, Nomura AM. Breast cancer survival among Hawaii Japanese and Caucasian women. Ten-year rates and survival by place of birth. American Journal of Epidemiology, 1985, 122 (4): 571-578.

[46] Minami Y, Takano A, Okuno Y, et al. Trends in the incidence of female breast and cervical cancers in Miyagi Prefecture, Japan, 1959-1987. Japanese Journal of Cancer Research: Gann, 1996, 87 (1): 10-17.

[47] Funahashi H, Imai T, Tanaka Y, et al. Wakame seaweed suppresses the proliferation of 7, 12-dimethylbenz (a) -anthracene-induced mammary tumors in rats. Japanese Journal of Cancer Research: Gann, 1999, 90 (9): 922-927.

[48] Shrivastava A, Tiwari M, Sinha RA, et al. Molecular iodine induces caspase-independent apoptosis in human breast carcinoma cells involving the mitochondria-mediated pathway. The Journal of Biological Chemistry, 2006, 281 (28): 19762-19771.

[49] Brown-Grant K. The iodide concentrating mechanism of the mammary gland. The Journal of Physiology, 1957, 135 (3): 644-654.

[50] Tazebay UH, Wapnir IL, Levy O, et al. The mammary gland iodide transporter is expressed during lactation and in breast cancer. Nature Medicine, 2000, 6 (8): 871-878.

[51] Wapnir IL, van de Rijn M, Nowels K, et al. Immunohistochemical profile of the sodium/iodide symporter in thyroid, breast, and other carcinomas using high density tissue microarrays and conventional sections. The Journal of Clinical Endocrinology and Metabolism, 2003, 88 (4): 1880-1888.

[52] Nakamoto Y, Saga T, Misaki T, et al. Establishment and characterization of a breast cancer cell line expressing Na^+/I^- symporters for radioiodide concentrator gene therapy. Journal of Nuclear Medicine: Official Publication, Society of Nuclear Medicine, 2000, 41 (11): 1898-1904.

[53] Upadhyay G, Singh R, Agarwal G, et al. Functional expression of sodium iodide symporter

(NIS) in human breast cancer tissue. Breast Cancer Research and Treatment, 2003, 77 (2): 157-165.

[54] Cho JY, Leveille R, Kao R, et al. Hormonal regulation of radioiodide uptake activity and Na$^+$/ I$^-$ symporter expression in mammary glands. The Journal of Clinical Endocrinology and Metabolism, 2000, 85 (8): 2936-2943.

[55] Yang YJ, Nam SJ, Kong G, et al. A case-control study on seaweed consumption and the risk of breast cancer. The British Journal of Nutrition, 2010, 103 (9): 1345-1353.

第五章　乳腺癌对甲状腺疾病的影响

第一节　乳腺癌患者中甲状腺疾病发病风险研究

一、乳腺癌患者中甲状腺功能减退的发病风险

有研究[1,2]显示乳腺癌患者中有 20% 以上合并甲状腺功能减退（甲减）及不同程度的促甲状腺激素增高。黄剑波[3]等检测并比较 112 例原发性乳腺癌与 235 例同期良性乳腺疾病患者首次入院时的甲状腺功能变化，发现首次确诊的乳腺癌患者中甲状腺功能低下发生率为 21.4%，而乳腺良性疾病患者甲状腺功能低下发生率仅为 7.2%，且乳腺癌患者中游离三碘甲腺原氨酸（FT_3）水平明显低于良性乳腺疾病患者（$P=0.042$）。Mittra 等[4]研究发现乳腺癌患者血浆促甲状腺激素（TSH）浓度明显高于对照组，而且通过促甲状腺激素释放激素（TRH）兴奋试验证实，绝大部分乳腺癌患者的低甲状腺功能并非继发于垂体或下丘脑的疾病。为探讨乳腺癌患者中原发性甲减的发生，Cristofanilli 等[5]对 1136 名原发性乳腺癌患者及 1088 名曾进行过乳腺癌筛查的健康女性进行回顾性研究发现，乳腺癌患者中原发性甲状腺功能减退的发生率为 21.3%（242/1136），明显高于正常人群。王怡淳等[6]对 106 例乳腺癌、120 例乳腺良性疾病及 60 例正常对照组进行研究发现，乳腺癌患者虽无甲亢或甲减表现，但周围血清中 T_3 水平较良性组和正常对照组明显降低，同时血清 T_3 值随乳腺癌临床分期的增加而显著下降。

Barbesino 等[7]研究发现，化疗、放疗及内分泌治疗等多种治疗方式都可能对甲状腺功能紊乱有影响，其机制可能是通过自身免疫系统导致的。Huang 等[8]通过对 685 例乳腺疾病患者（其中乳腺癌 369 例，乳腺良性病变 316 例）中甲状腺激素水平进行分析，对于乳腺癌患者同时分析化疗期间的甲状腺激素水平，结果发现：在乳腺癌初诊患者及化疗过程中，甲状腺激素水平下降的发生率均较高。对于甲状腺激素在化疗中的影响，他们通过比较单独化疗药物及同时联合 T_3 对于乳腺癌细胞系（MCF-7）的影响后得出结论：T_3 可增强乳腺癌细胞对化疗药物（5-氟尿嘧啶及紫杉醇）的敏感性，其机制可能是 T_3 可引起处于静止期（G_0）

或 DNA 合成前期（G_1）的乳腺癌细胞进入 DNA 合成期（S），从而增加化疗敏感性。这可能为新的乳腺癌治疗方法提供依据（化疗增敏），特别是化疗过程中合并甲减的患者。但还需更多有关乳腺癌患者中甲状腺激素辅助治疗的研究进行进一步证实。

二、乳腺癌患者中甲状腺功能亢进的发生情况

有研究[9]发现绝经后乳腺癌患者中甲状腺激素较普通人群明显增高，提示雌二醇与 T_3 的不平衡影响着乳腺癌的发展。Ditsch 等[10]对 27 例良性乳腺肿瘤、65 例乳腺癌及 38 例正常人分别检测 FT_3、FT_4、TSH、TPOAb、TRAb、TG 水平，结果显示乳腺癌组 FT_3、FT_4 的水平高于良性乳腺肿瘤组及对照组，同时乳腺癌组的甲状腺疾病发生率显著高于良性乳腺肿瘤及对照组。Lemaire 等[11]研究发现，乳腺癌组中总 T_3、T_4 的血清浓度明显高于对照组，病例组中有 8 例并发甲状腺功能亢进（3.5%），而没有同时并发甲减的病例。Saraiva 等[12]通过病例对照研究发现甲状腺功能亢进的发生与绝经后乳腺癌相关，研究结果显示，在乳腺癌组中 T_3、T_4 值明显高于对照组，TSH 值明显低于对照组。绝经后乳腺癌患者中甲状腺激素/雌激素的比值明显高于对照组（$P<0.05$），提示体内甲状腺激素及雌激素比例的不平衡可能有一定的促肿瘤生长作用。

三、乳腺癌患者中自身免疫性甲状腺疾病的发病风险

自身免疫性甲状腺疾病（AITD）是最常见的器官特异性免疫性疾病，主要包括 Graves 病和桥本甲状腺炎，在人群中的发病率可达 5% 左右，发病率女性明显高于男性。研究[13]显示乳腺癌与 AITD 相关。乳腺癌患者并发 AITD 的概率明显高于正常人群[14,15]。甲状腺自身抗体主要包括 TPOAb 和 TgAb。TPOAb 产生与 AITD 发生有高度相关性，有文献报道乳腺癌患者中 TPOAb 升高。Giustarini 等[13]研究发现，乳腺癌患者、乳腺良性疾病及对照组之间的 FT_3、FT_4、TSH 值无明显差异，但乳腺癌患者中 TPOAb 阳性率明显高于其他两组。Michalaki 等[16]研究发现乳腺癌组 TPOAb 平均滴度明显高于对照组。梅怡等[17]研究也同样提示乳腺癌患者术前 TPOAb 阳性率明显高于正常对照组和乳腺良性疾病组。有研究[18]针对 47 例高度恶性的女性乳腺癌患者随访 5 年，发现甲状腺自身抗体阳性组仅 1 例死亡（6.7%），明显低于甲状腺自身抗体阴性组（46.9%）。Turken 等[15]发现自身免疫性或非自身免疫性甲状腺疾病的发生率在乳腺癌患者中增加。Giani 等[19]进行了一项前瞻性研究——评估乳腺癌患者中甲状腺功能及 ER、PR

表达并与对照组对比，结果发现乳腺癌患者中甲状腺疾病发生率及 TPOAb 阳性率均较对照组明显增高，认为：①乳腺癌患者中甲状腺疾病的发生率增加；②其中自身免疫性甲状腺疾病，特别是桥本甲状腺炎占乳腺癌患者中伴发甲状腺疾病的很大部分。希腊的一项前瞻性研究[20]发现，自身免疫性甲状腺疾病在乳腺癌患者中的发生率为43.9%，明显高于良性乳腺疾病组（19%）及健康人群组（18.4%）。但也有研究[21]显示，乳腺癌患者与对照组之间的 FT_3 和 TSH 值无显著差异，且乳腺癌患者中 TPOAb 阳性发病率明显低于对照组。

四、乳腺癌患者中单纯性甲状腺肿的发生情况

单纯性甲状腺肿大多为不伴临床甲状腺功能异常的甲状腺肿，其后期可发展为结节性甲状腺肿。Turken 等[15]对 150 例乳腺癌患者和 100 例对照组的甲状腺形态及甲状腺激素水平检测发现，结节性甲状腺肿与乳腺癌的发病明显相关，而甲状腺激素的水平在实验组与对照组却无明显差异。Hardefeldt 等[22]研究也发现，乳腺癌患者中单纯性甲状腺肿的发病率明显高于正常人群。董威等[23]对 30 例乳腺癌患者及 30 名健康女性进行甲状腺彩色多普勒检查发现，38% 的乳腺癌组患者甲状腺体积增大，乳腺癌组的甲状腺低回声结节达 53%，均明显高于对照组，且乳腺癌患者中的甲状腺上下动脉内径、收缩期峰值血流速度、平均血流速度、舒张期血流速度均明显增加。熊雅玲等[24]对 100 例乳腺癌患者及 100 例健康女性测定其甲状腺体积及超声检查的回声情况，发现乳腺癌组有42.8%的患者甲状腺体积明显大于对照组，乳腺癌组低回声结节达 40.0%，而在对照组中仅为 24.0%。Smyth 等[25]研究发现乳腺癌患者中甲状腺体积较对照组明显增大。Vural 等[26]研究发现，2218 例乳腺癌患者中，有 445 例同时合并甲状腺疾病，其中主要为多结节性甲状腺肿（7.9%，$n=177$）及弥漫性甲状腺肿（6.9%，$n=153$）。

五、乳腺癌患者中甲状腺癌的发生情况

有研究[27]发现，女性甲状腺组织中雌激素受体和孕激素受体的阳性率均高于男性，雌激素有可能通过上调甲状腺组织中的受体水平，影响其甲状腺组织的生长，并通过调节其受体的浓度而影响甲状腺细胞的增殖。有报道，乳腺癌患者并发异时性甲状腺癌的发生率为1.34%，甲状腺癌患者并发异时性乳腺癌的发生率为1.07%。Park 等[28]对 518 例乳腺癌术后患者进行甲状腺超声检查，发现有 42 例（8.1%）患者可疑为甲状腺病变，进一步行超声下针吸细胞学检查，对其中 18 例存在细胞形态异常的患者行甲状腺手术切除病检，结果发现除 5 例为单

纯性甲状腺肿外，其余 13 例（2.5%）均为甲状腺癌，其中同时伴乳腺癌和甲状腺癌者 6 例（1.2%），其余 7 例（1.3%）平均在乳腺癌术后 33 个月被确诊为甲状腺癌，提示乳腺癌患者伴发甲状腺癌的概率较高。Nio 等[29]回顾性分析 340 例经手术治疗的乳腺癌患者，其中甲状腺癌在乳腺癌患者中的发病率为 2.1%。Tanaka 等[30]回顾性分析 2786 例初诊为乳腺癌的患者，平均随访 8.6 年，与健康女性相比，乳腺癌患者经过规范治疗后发现卵巢癌、非霍奇金淋巴瘤、甲状腺癌的发生率高于对照组。

第二节　乳腺癌对甲状腺疾病影响的相关机制

乳腺癌与甲状腺疾病共同致病因子可能包括辐射、甲状腺激素、碘、雌激素等。雌激素是公认的引发乳腺癌的危险因素。而乳腺癌中甲状腺疾病发生率较高，且甲状腺疾病多发生于女性患者，故推测雌激素在甲状腺疾病的发生发展中也起着重要的作用。

雌激素可能对甲状腺的发育、生理及病理有一定影响[15]，且较长的生殖期可增加患甲状腺乳头状癌的风险[31]。研究[27]发现，女性甲状腺组织中孕激素受体（PR）和雌激素受体（ER）的阳性率均高于男性，雌激素有可能通过上调甲状腺组织中的受体水平，影响其甲状腺组织的生长，并通过调节其受体的浓度而影响甲状腺细胞的增殖。Wang 等[32]为更好地评估女性甲状腺乳头状癌发病风险与月经、生殖及其他内分泌因素的关系，对目前相关的研究进行了一项荟萃分析，结果发现：绝经年龄较晚与乳头状甲状腺癌发病风险增加相关（RR = 1.39，95% CI 1.03 ~ 1.89，$P = 0.032$）。而绝经年龄晚也是乳腺癌的危险因素之一，故乳腺癌患者中，特别是绝经晚的妇女其甲状腺癌发病风险增高。有研究[33]发现雌激素受体（ER）表达于分化型甲状腺癌组织中，且其表达水平与细胞周期调控蛋白 D 正相关，说明雌激素在分化型甲状腺癌发生、发展过程中起一定的促进细胞增殖作用，并认为分化型甲状腺癌是雌激素依赖性肿瘤。殷德涛等[34]对 24 例甲状腺及乳腺多原发癌患者行 ER 免疫组化检测，发现 ER 共同阳性 11 例（45.8%），ER 共同阴性 8 例（33.3%），ER 在甲状腺癌和乳腺癌中表达无统计学差异（$P>0.05$），建议临床上对雌激素依赖的乳腺癌患者常规检查甲状腺癌。雌激素很可能对甲状腺癌的发生和发展起到重要作用，这也对甲状腺癌的辅助治疗提供了新的思路[35]。目前 Tahboub 等[36]研究发现，雌激素及雌激素受体信号可通过加强促甲状腺激素的浓度从而对甲状腺的生长起重要作用，由此推断，雌激素对甲状腺疾病发生、发展有一定作用。

雌激素还可通过调节甲状腺生长功能的分子信号转导途径来影响甲状腺癌细

胞的增殖及侵袭能力[37]。Vannucchi 等[38]研究发现，118 例甲状腺乳头状癌患者中 ER 的表达率及 PR 的表达率分别为 66.5% 和 75.8%，且 ER、PR 的表达与肿瘤的大小显著相关，同时表达 ER 和 PR 的肿瘤，其体积更大，且在 ER、PR 表达阳性的甲状腺癌患者中其局部转移率较高，提示 ER、PR 的表达可增加肿瘤的侵袭性。

（史艳玲　朱远辉　孔令泉）

参 考 文 献

[1] Jiskra J, Limanova Z, Barkmanova J, et al. Prevalence of autoimmune thyroid diseases in women with breast cancer in comparison with colorectal cancer. Klinicka Onkologie, 2003, 16: 149-153.

[2] Smith GL, Smith BD, Giordano SH, et al. Risk of hypothyroidism in older breast cancer patients treated with radiation. Cancer, 2008, 112: 1371-1379.

[3] 黄剑波, 金梁斌, 孔令泉. 乳腺癌患者治疗期间甲状腺功能的变化研究. 重庆医科大学学报, 2014, 39 (1): 57-60.

[4] Mittra I, Hayward JL. Hypothalamic- pituitary- thyroid axis in breast cancer. Lancet, 1974, 1 (7863): 885-889.

[5] Cristofanilli M, Yamamura Y, Kau SW, et al. Thyroid hormone and breast carcinoma. Primary hypothyroidism is associated with a reduced incidence of primary breast carcinoma. Cancer, 2005, 103 (6): 1122-1128.

[6] 王怡淳, 张筱弊. 乳腺癌病人甲状腺变化的初步探讨. 中国肿瘤临床与康复, 1996, 3 (2): 9-10.

[7] Barbesino G, Chiovato L. The genetics of Hashimoto's disease. Endocrinol Metabol Clin North Am, 2000, 29: 357-374.

[8] Huang J, Jin L, Ji G, et al. Implication from thyroid function decreasing during chemotherapy in breast cancer patients: chemosensitization role of triiodothyronine. BMC Cancer, 2013, 13: 334.

[9] Saraiva PP, Figueiredo NB, Padovani CR, et al. Profile of thyroid hormones in breast cancer patients. Braz J Med Biol Res, 2005, 38: 761-765 [PMID: 15917958 DOI: 10.1590/S0100-879X2005000500014].

[10] Ditsch N, Liebhardt S, Von Koch F, et al. Thyroid function in breast cancer patients. Anticancer Research, 2010, 30 (5): 1713-1717.

[11] Lemaire M, Baugnet-Mahieu L. Thyroid function in women with breast cancer. European Journal of Cancer & Clinical Oncology, 1986, 22 (3): 301-307.

[12] Saraiva PP, Figueiredo NB, Padovani CR, et al. Profile of thyroid hormones in breast cancer patients. Brazilian journal of medical and biological research = Revista brasileira de pesquisas

medicas e biologicas/Sociedade Brasileira de Biofisica, 2005, 38 (5): 761-765.

[13] Giustarini E, Pinchera A, Fierabracci P, et al. Thyroid autoimmunity in patients with malignant and benign breast diseases before surgery. European journal of endocrinology/European Federation of Endocrine Societies, 2006, 154 (5): 645-649.

[14] Giani C, Fierabracci P, Bonacci R, et al. Relationship between breast cancer and thyroid disease: relevance of autoimmune thyroid disorders in breast malignancy. The Journal of Clinical Endocrinology and Metabolism, 1996, 81 (3): 990-994.

[15] Turken O, NarIn Y, DemIrbas S, et al. Breast cancer in association with thyroid disorders. Breast Cancer Research: BCR, 2003, 5 (5): 110-113.

[16] Michalaki V, Kondi- Pafiti A, Gennatas S, et al. Breast cancer in association with thyroid disorders. J BUON, 2009, 14 (3): 425-428.

[17] 梅怡, 冯雯, 奉典旭. 乳腺癌患者的甲状腺功能研究. 世界临床药物, 2011, (12): 735-737, 741.

[18] Fiore E, Giustarini E, Mammoli C, et al. Favorable predictive value of thyroid autoimmunity in high aggressive breast cancer. Journal of Endocrinological Investigation, 2007, 30 (9): 734-738.

[19] Giani C, Fierabracci P, Bonacci R, et al. Relationship between breast cancer and thyroid disease: relevance of autoimmune thyroid disorders in breast malignancy. The Journal of Clinical Endocrinology and Metabolism, 1996, 81 (3): 990-994.

[20] Gogas J, Kouskos E, Tseleni- Balafuta, et al. Autoimmune thyroid disease in women with breast carcinoma. Eur J Surg Oncol, 2001, 27: 626-630.

[21] Tosovic A, Becker C, Bondeson AG, et al. Prospectively measured thyroid hormones and thyroid peroxidase antibodies in relation to breast cancer risk. International Journal of Cancer Journal International du cancer, 2012, 131 (9): 2126-2133.

[22] Hardefeldt PJ, Eslick GD, Edirimanne S. Benign thyroid disease is associated with breast cancer: a meta- analysis. Breast Cancer Research and Treatment, 2012, 133 (3): 1169-1177.

[23] 董威, 夏稻子, 刘颖. 彩色多普勒超声对乳腺疾病与甲状腺关系的临床研究. 中国超声诊断杂志, 2003, 4 (6): 424-426.

[24] 熊雅玲, 徐贵颖, 终凌霞, 等. 彩色多普勒超声乳腺肿瘤与甲状腺改变的关系研究. 中国超声医学杂志, 2000, 16 (8): 596-598.

[25] Smyth PPA, Smith DF, McDermott EW, et al. A direct relationship between thyroid enlargement and breast carcinoma. J. Clin Endocrinol Metab, 1996, 81: 937-941.

[26] Vural O, Dizdar O, Petekkaya I, et al. Frequency of thyroid disease among breast cancer patients: a descriptive study of breast cancer patients. Journal of BUON: Official Journal of the Balkan Union of Oncology, 2013, 18 (1): 294-295.

[27] Banu S K, Govindarajulu P, Arulds MM. Testosterone and estra- receptors in immature and adiol up- regulate androgen and estrogen dull rat thyroid glands in vivo. Steroids, 2002,

67 (13): 1007-1008.

[28] Park JS, Oh KK, Kim EK, et al. Sonographic detection of thyroid cancer in breast cancer patients. Yonsei Medical Journal, 2007, 48 (1): 63-68.

[29] Nio Y, Iguchi C, Itakura M, et al. High incidence of synchronous or metachronous breast cancer in patients with malignant and benign thyroid tumor or tumor-like disorders. Anticancer Res, 2009, 29 (5): 1607-1610.

[30] Tanaka H, Tsukuma H, Koyama H, et al. Second primary cancers following breast cancer in the Japanese female population. Japanese Journal of Cancer Research: Gann, 2001, 92 (1): 1-8.

[31] Akslen LA, Nilssen S, Kvale G. Reproductive factors and risk of thyroid cancer. A prospective study of 63 090 women from Norway. Br J Cancer, 1992, 65: 772-774.

[32] Wang P, Lv L, Qi F, et al. Increased risk of papillary thyroid cancer related to hormonal factors in women. Tumour Biology: the Journal of the International Society for Oncodevelopmental Biology and Medicine, 2015, 36 (7): 5127-5132.

[33] 程维刚, 殷德涛, 卢秀波, 等. 雌激素受体和细胞增殖周期调控蛋白 D1 在分化型甲状腺癌中的表达及意义. 中国癌症杂志, 2005, 15 (2): 123-125, 129.

[34] 殷德涛, 唐艺峰, 王勇飞, 等. 甲状腺及乳腺多原发癌的临床分析. 中华内分泌外科杂志, 2014, 8 (2): 109-111.

[35] 刘鹏飞, 涂刚. 雌激素受体在甲状腺癌中作用的研究进展. 中华内分泌外科杂志, 2014, 7 (3): 71-72.

[36] Tahboub R, Arafah BM. Sex steroids and the thyroid. Best Pract Res Clin Endocrinol Metab, 2009, 23: 769-780.

[37] Zane M, Catalano V, Scavo E, et al. Estrogens and stem cells in thyroid cancer. Front Endocrinol (Lausanne), 2014, 5: 124.

[38] Vannucchi G, De Leo S, Perrino M, et al. Impact of estrogen and progesterone receptor expression on the clinical and molecular features of papillary thyroid cancer. European Journal of Endocrinology / European Federation of Endocrine Societies, 2015, 173 (1): 29-36.

第六章　乳腺癌患者中甲减的诊断和处理

甲状腺功能减退症（hypothyroidism，简称甲减），又称甲状腺功能低下（简称甲低），是由于各种原因致甲状腺激素合成、分泌或生物效应不足所导致的低甲状腺激素血症或甲状腺激素抵抗而引起的全身性低代谢综合征。其主要病理改变为黏液水肿，各组织（如皮肤、心肌、脑组织、骨骼肌等）间隙内含有大量的黏液性物质。它是由于酸性黏多糖分解减慢所致，可引起器官、组织受损与功能障碍[1,2]。多数研究认为乳腺癌与甲减存在一定的相关性，甚至有人认为甲减是乳腺癌发生的危险因素[3~9]，与乳腺癌预后不良有关[3]，可促进肿瘤生长转移[4,6]。Cristofanilli 等[10]对 1136 例原发性乳腺癌患者与 1088 例对照组人群中原发性甲状腺功能减低的发病情况进行了大样本的回顾性分析，发现乳腺癌患者中伴发原发性甲状腺功能减低者 242 例（21.3%），明显高于对照组。黄剑波等[11]检测并比较了 112 例原发性乳腺癌首诊患者与 235 例同期良性乳腺疾病患者首次入院时甲状腺功能变化，发现乳腺癌首诊患者甲状腺功能低下发生率为 21.4%，而乳腺良性疾病患者甲状腺功能低下发生率仅为 7.2%，且乳腺癌患者中游离三碘甲腺原氨酸（FT_3）水平明显低于良性乳腺疾病患者（$P = 0.042$）。徐建红等[9]对 156 例乳腺癌患者治疗前后和 60 例正常对照组检测甲状腺功能发现，治疗前乳腺癌患者血清 T_3、FT_3 和 FT_4 水平较正常对照组明显降低（均 $P<0.05$），并随乳腺癌 I～IV 期严重程度的增加而降低。乳腺癌患者中伴随较高比例的甲减和低 T_3 综合征[11]。然而乳腺癌患者中绝大多数的甲减因症状不明显或不典型而被漏诊，需常规行甲状腺功能和相关抗体检查才被确诊。甲减对乳腺癌患者的围手术期处理、化疗及预后可能存在一定的影响，因而有必要了解乳腺癌患者中甲减或低 T_3 综合征的诊断和处理，以利提高患者的生活质量，改善患者的预后。

第一节　乳腺癌患者中甲减的诊断和治疗

一、甲减的分类

（一）根据病变部位分类

（1）原发性甲减（primary hypothyroidism）：由甲状腺本身病变引起，临床上占全部甲减的95%以上，且90%以上原发性甲减是由自身免疫、甲状腺手术和甲亢[131]I治疗所致。

（2）中枢性甲减（central hypothyroidism）：由下丘脑和垂体病变引起的促甲状腺激素释放激素（TRH）或促甲状腺激素（TSH）产生和分泌不足所致的甲减。由于下丘脑病变引起的甲减称为三发性甲减（tertiary hypothyroidism）。

（3）甲状腺激素抵抗综合征（thyroid hormone resistance syndrome，THRS）：由于甲状腺激素在外周组织实现生物效应障碍引起的综合征。

（二）根据甲状腺功能低下的程度分类

（1）临床甲减（overt hypothyroidism）：血清TSH增高、TT_4和FT_4降低是诊断本病的必备指标。

（2）亚临床甲减（subclinical hypothyroidism）：仅有血清TSH增高，但是血清T_4或T_3正常。

（三）特殊类型的甲减

低T_3综合征，也称为甲状腺功能正常的病态综合征（euthyroid sick syndrome，ESS），是指非甲状腺疾病原因引起的伴有低T_3的综合征。肿瘤、心理疾病、严重的全身性疾病和创伤等都可导致甲状腺激素水平的改变，它反映了机体内分泌系统对疾病的适应性反应，主要表现在：血清TT_3、FT_3水平降低，血清rT_3增高，血清T_4、TSH水平正常。疾病的严重程度一般与T_3降低的程度相关，疾病危重时也可出现T_4水平降低。有研究显示，乳腺癌患者中存在较高比例的低T_3综合征[12]。

二、甲减的临床表现

乳腺癌伴甲减患者的症状和体征一般表现不明显或不典型，容易被漏诊。Nagi等[13]研究认为乳腺癌化疗患者出现体重增加、疲乏或昏睡等症状可能与化疗所致的甲减有关，并推测化疗有使亚临床甲减患者甲状腺功能进一步减低的效应。通常甲减的主要临床表现为各组织器官功能减退、代谢减慢及黏液性水肿，主要包括以下几个方面[8]：

（1）一般表现：畏寒、乏力、少汗、少言懒动、动作缓慢、体温偏低、食欲减退而体重无明显减轻或体重增加。典型甲减常表现出表情淡漠、面色苍白、颜面虚肿、皮肤干糙而增厚、毛发脱落、踝部非凹陷性水肿等。

（2）精神神经系统：记忆力减退、智力低下、反应迟钝、嗜睡、精神抑郁，严重者可发展为精神分裂症。

（3）心血管系统：心动过缓（常为窦性），心浊音界扩大、心音减弱，常有心包积液，也可有胸腔腹腔积液，常合并高血脂、冠心病等疾病。

（4）肌肉与关节：肌力正常或减退、肌痛、肌强直及关节病变等。

（5）呼吸系统：肺泡通气减少、呼吸肌功能障碍、肺毛细血管基底膜增厚，影响气体交换，缺氧。黏液性水肿使上呼吸道（口、舌、鼻、咽、喉头）水肿。

（6）消化系统：便秘、腹胀，严重者出现麻痹性肠梗阻。因胃酸缺乏、维生素 B_{12} 吸收障碍，可导致恶性贫血和缺铁性贫血。

（7）黏液性水肿昏迷：见于病情严重者，诱发因素为寒冷、感染、手术和使用麻醉镇静药。表现为嗜睡、低温（<35℃）、呼吸减慢、心动过缓、血压下降、四肢肌肉松弛，甚至昏迷、休克、心肾功能不全而危及生命。

三、诊断

1. 甲减的症状和体征

表现为表情淡漠、面色苍白、颜面虚肿、皮肤干燥而增厚、毛发脱落、踝部非凹陷性水肿等。

2. 实验室检查

血清 TSH 增高，FT_4 降低，即可诊断原发性甲减，如果 TPOAb 阳性，可考虑甲减的病因为自身免疫甲状腺炎；血清 TSH 降低或正常，TT_4、FT_4 降低，则考虑诊断中枢性甲减，可做 TRH 刺激试验证实，进一步寻找垂体和下丘脑的病变。低 T_3 综合征主要表现在血清 TT_3、FT_3 水平降低，血 FT_4 一般正常（有时可稍微下降或升高）、rT_3 增高，血清 TSH 一般正常。

作者等曾一周内遇到 2 例乳腺疾病患者（经核心穿刺活检明确 1 例为乳腺癌，1 例为乳腺病）无明显甲减症状，经常规检测甲状腺功能发现 FT_3、FT_4、TT_3、TT_4 明显降低，TSH>100IU/L，因而被迫于手术前日停手术，纠正患者的严重甲减。因而，多数乳腺癌患者伴甲减的症状体征并不明显，需注意行甲状腺功能和相关抗体的检查，尤其是对有脉率缓慢或心动过缓的原发性乳腺癌患者更应加强甲减的筛查诊断。

3. 治疗

主要为甲状腺素替代治疗，补充甲状腺素片或左甲状腺素片。治疗的目标是将血清 TSH 和甲状腺素水平恢复到正常范围内，必要时需终身服药。

第二节 伴甲减的乳腺癌患者围手术期处理

无症状的轻度甲减一般不会引起严重的围手术期问题，但中至重度甲减患者，由于全身组织器官功能减退，若未进行系统的甲状腺替代治疗，即使小剂量的麻醉药，也可能引起严重的呼吸循环抑制，围手术期易发生心功能不全、甲状腺功能减退性昏迷等并发症，影响患者的康复甚至危及生命。应了解甲减患者所服用的甲状腺制剂及服药过程、用量，并监测血 T_3、T_4 及 TSH 浓度。原则上，中至重度甲减患者的非急症手术应暂缓，待甲减症状消失，血 T_3、T_4 和 TSH 浓度恢复正常后再施行手术。

（1）明确甲减的原因，原因不同则麻醉处理有所不同。例如，桥本甲状腺炎是甲减的主要原因，要注意是否合并其他免疫性疾病。下丘脑及垂体病变者要注意是否合并肾上腺皮质功能不全等。

（2）伴甲减的乳腺癌患者，术前应重点对心脏、呼吸道等重要脏器的功能进行评估。

1）甲状腺功能减退性心脏病是指甲减患者伴心肌受损或心包积液，可能与心肌代谢障碍及黏液性水肿浸润有关。临床表现为心脏扩大、心包积液、心排血量减少、血压偏低，心电图示心动过缓、传导异常及肢体导联低电压等。甲状腺素替代治疗有效，该病患者常合并高血压和冠心病，服用左三碘甲腺原氨酸钠片（L-T_3 钠片）时易诱发高血压与心绞痛，可用较温和的左甲状腺素钠片（L-T_4 钠片）。术前有心绞痛及高血压者可用硝酸甘油及 β-受体阻滞剂等积极治疗，症状改善后方可行择期手术。心包积液伴心脏压塞者，术前应行心包穿刺或先行心包部分切除术。

2）甲减患者常合并不同程度的呼吸功能障碍、缺氧与二氧化碳储留。术前应进行包括肺功能测定、动脉血气分析在内的详细的呼吸功能评估，术后应做好呼吸功能相关治疗的准备。

3）患者常伴有贫血，术前应予以纠正，同时应注意控制感染，纠正低血糖、电解质紊乱和酸碱平衡等。

（3）由于过量服用甲状腺制剂可引起心肌缺血、高血压等不良反应，尤其是长期甲减者对甲状腺素的敏感性增加，术前应根据患者情况选择适当用量，切忌盲目增加用量。甲状腺素制剂应服用至手术当日早晨，由于麻醉和手术应激等原因，术前可根据手术创伤大小和病情适当增加用量（可增加全天量的一半剂量）。术后应尽早口服或经胃管给药。

（4）该病患者常合并不同程度的肾上腺皮质功能不全，围手术期应适当补充肾上腺皮质激素。常在术前一天和麻醉开始后静注氢化可的松 100 ~ 200mg。下丘脑、垂体性甲减者应先补充肾上腺皮质激素 3 ~ 5 天后方可给甲状腺素替代治疗，否则易诱发肾上腺皮质危象。

（5）术前慎用镇静药或仅用抗胆碱药。

（6）术中应加强监测，根据术中情况适当减少麻醉药的用量。

（7）急诊手术且术前未系统治疗者，可术前口服或经胃管给 L-T_3 钠片，其较 L-T_4 钠片起效快、作用时间短。但 L-T_3 钠片需 6h 方可起效，急诊手术前准备时可参照甲减性昏迷静注左甲状腺素。

（8）围手术期甲状腺功能减退性昏迷的处理：甲状腺功能减退性昏迷，又称黏液性水肿昏迷（myxedema coma），是甲减病情加重的严重状态，多为感染及使用镇静剂等诱发。多见于老年女性，死亡率较高。其发病机制尚不清，可能与甲状腺素缺乏、体内重要酶的活性受抑制有关。

1）常见诱因：术前准备不充分，麻醉及手术应激、甲状腺素制剂用量不足或突然停用、体温过低、感染、缺氧、水电解质失衡、二氧化碳储留、酸中毒、低血压、低血糖等。

2）临床表现：嗜睡，逐渐发展至昏迷，约80%的患者有低体温，严重者体温可低至27℃，无寒战。常合并心动过缓、呼吸抑制、血压下降，甚至休克及低血糖、低血钠、酸中毒等。患者可因呼吸衰竭而死亡。因为要用甲状腺激素治疗，代谢增加会加重心脏的负担，引起高血压和心肌缺血。因此该病的诊断十分重要，当麻醉后患者出现不明原因的苏醒延迟、低体温时，要考虑该病的发生，并向家属仔细询问病史及做详细的全身检查，血 T_3、T_4 浓度检查可确诊。

3）甲减昏迷一旦发生，死亡率可达50%，必须及早治疗。治疗的目的是迅速提高血中甲状腺素的水平，控制危及生命的合并症。治疗措施包括以下几个方面：

A. 甲状腺激素治疗：该病患者常伴有胃肠道黏膜水肿，胃肠给药效果欠佳，最好静脉给药，常用 L-T_4 0.1mg、L-T_3 40 ~ 120mg 口服或静脉注射，其后每 6 ~ 8h 用药一次，直至患者清醒。也可通过胃管给甲状腺片 40 ~ 60mg，6 ~ 8h 一次，好转后减量至每日 60 ~ 120mg 维持。静脉注射 L-T_3 时易诱发心脏病，应慎用。用药期间，应行心电图监测。

B. 补充肾上腺皮质激素：常用氢化可的松，首次静脉给药 100 ~ 200mg，以后每 6h 用药 50 ~ 100mg。

C. 纠正低体温：提高室温，注意患者保暖，需注意快速复温可使外周血管扩张而引起低血压。

D. 维持血循环稳定：适当应用血管活性药物及输液，纠正低血压和休克，纠正心律失常与心力衰竭。

　　E. 改善肺通气与换气, 辅助呼吸或控制呼吸。

　　F. 抗感染及纠正低血糖和水、电解质、酸碱平衡紊乱等对症支持治疗。

第三节　伴甲减的乳腺癌患者化疗期间的处理

一、化疗对甲状腺功能的影响

　　在恶性肿瘤患者中, 甲状腺激素被认为易受化疗影响, 因化疗系全身性治疗手段, 且下丘脑-垂体-甲状腺轴代谢活跃。多年来, 化疗对甲状腺功能的影响一直被认为是在化疗结束较长时间后才出现, 且主要表现为甲状腺功能减低[14,15]。对于乳腺癌患者, 以往并无研究直接证实化疗对甲状腺功能的影响, 仅有部分研究间接提示化疗可能影响甲状腺功能, 如化疗可使患者 TSH、甲状腺过氧化物酶抗体及甲状腺球蛋白抗体升高, 而使 T_3 摄取率降低。因此, 明确乳腺癌化疗对甲状腺功能的影响尤为重要。Nagi Kumar 等[13]通过研究乳腺癌化疗患者出现体重增加、疲乏或昏睡的原因发现, 化疗结束后患者 T_3 摄取水平明显降低, TBG 明显增高, 从而认为以上症状可能是由化疗所致的甲减引起, 并推测化疗有使亚临床甲减患者甲状腺功能进一步减低的效应。黄剑波等[11]检测并比较93 例乳腺癌患者化疗前与化疗期间甲状腺功能及 120 例相邻两疗程化疗前的甲状腺功能变化, 结果发现化疗期间 T_3、T_4、FT_3 及 TSH 水平较化疗前显著下降, 差异均具有统计学意义 (T_3: $F = 112.93$, $P = 0.000$; T_4: $F = 8.908$, $P = 0.003$; FT_3: $Z = -10.264$, $P = 0.000$; TSH: $F = 66.068$, $P = 0.000$), FT_4 水平组间差异无统计学意义 (FT_4: $Z = -1.624$, $P = 0.104$)。而 120 例乳腺癌患者相邻两疗程化疗前甲状腺功能无显著性差异 (T_3: $F = 0.022$, $P = 0.883$; T_4: $F = 1.176$, $P = 0.279$; FT_3: $F = 0.001$, $P = 0.975$; FT_4: $F = 0.934$, $P = 0.335$; TSH: $F = 0.509$, $P = 0.476$)。我们的前期研究发现化疗期间有 80% 以上患者的甲状腺功能明显低下, 说明乳腺癌化疗期间对甲状腺功能的影响十分明显。

二、乳腺癌患者化疗期间甲状腺功能降低的可能原因

　　化疗期间 T_3、T_4、FT_3 及 FT_4 水平均较化疗前显著降低, 可能与以下原因有关[11]: ①化疗药直接抑制下丘脑-垂体-甲状腺轴功能, 从而影响促甲状腺激素释放激素 (TRH)、TSH 的产生与分泌; ②甲状腺组织本身代谢活跃, 易致化疗

药物聚集，从而抑制其功能；③化疗药物影响肝脏合成甲状腺球蛋白；④化疗所致的恶心、呕吐等不良反应激活机体自我保护机制，降低组织的能量消耗[8]。

三、纠正乳腺癌患者化疗期间甲状腺功能降低的可能临床意义

乳腺癌患者化疗期间可出现疲乏、昏睡、体重增加及闭经等症状，Kumar 等认为以上不良反应可能与化疗所致的甲状腺功能低下有关。关于化疗导致甲减的观点在作者等的研究中得到了进一步证实。乳腺癌化疗导致的甲状腺功能减低将有可能导致患者出现不良反应，若能像化疗期间及时纠正白细胞降低或肝功能受损那样及时纠正化疗所致甲减，将有可能减少甲减所致的不良反应，提高患者化疗耐受性及生活质量[8]。

甲状腺激素可促进乳腺癌细胞生长，化疗药物除杀伤肿瘤细胞外，导致的甲状腺功能减低将会使乳腺癌细胞停滞于 G_0 期，从而对化疗杀伤作用不敏感[16]。结合大量基础与临床依据，作者等提出新内分泌化疗（内分泌激素化疗增敏疗法）和仿绒毛膜细胞癌化学治疗学（仿绒学）假说，即通过添加甲状腺激素等内分泌激素，改变患者化疗期间的甲状腺功能低下及内分泌激素低下等状态，促使乳腺癌细胞增殖活跃，从而提高其化疗敏感性，最终提高乳腺癌化疗疗效[17]。绒毛膜细胞癌被认为是化学可治愈性的肿瘤，可伴有甲亢表现，尤其是在化疗期间甚至有绒毛膜细胞癌伴肺转移患者出现甲状腺危象而化疗治愈的报道[18]。作者等研究发现，乳腺癌患者化疗期间甲状腺功能明显降低，基于新内分泌化疗（内分泌激素化疗增敏疗法）和仿绒毛膜细胞癌化学治疗学（仿绒学）假说，如果化疗期间对所发生的甲状腺功能低下给予适当的纠正，有可能提高化疗疗效。化疗所致甲减虽为短期变化，但纠正该甲减状态可能对改善患者生活质量及提高化疗疗效具有重要临床意义，但尚需进一步的研究论证[11,12,16]。

第四节　乳腺癌患者系统治疗后甲减的防治

在恶性肿瘤患者中，甲状腺激素被认为易受化疗影响，因化疗系全身性治疗手段，且下丘脑-垂体-甲状腺轴代谢活跃。已有研究发现，化疗对甲状腺功能的影响可在化疗结束较长时间后出现，且主要表现为甲状腺功能减低。有针对甲状腺特异性抗体与乳腺癌相关性研究的系统评价显示：乳腺癌的风险会随血清中甲状腺过氧化物酶抗体（TPOAb）和甲状腺球蛋白抗体（TGAb）的存在而增加（TPOAb OR = 2.51，95% CI 1.94 ~ 3.25；TGAb OR = 2.67，95% CI 1.65 ~ 4.33）[19]。国外一项 Meta 分析汇总了 28 个临床研究结果，发现乳腺癌患者伴发

自身免疫性甲状腺炎的发生率明显升高（混合 OR 值为 2.92），且乳腺癌患者多伴发甲状腺肿和抗甲状腺自身抗体（包括 TGAb 和 TPOAb）[20]。国内也有学者研究发现乳腺癌患者中有较高比例的 TPOAb 检出率[21]，表明有较高比例的甲状腺炎存在，而甲状腺炎患者演变为甲减的比例较高。因此，除伴甲减的乳腺癌患者系统治疗后应定期检测甲状腺功能并调节甲状腺素的用量外，无甲减表现的乳腺癌患者系统治疗后随访过程中，尤其是伴有甲状腺炎的患者也应注意了解有无甲减的临床表现，并应定期监测甲状腺功能，以早期发现甲减并根据病情给予相应的甲状腺素替代治疗，从而提高患者的生存质量和改善预后。

（武　赫　陈浩然　孔令泉）

参 考 文 献

［1］陈孝平，汪建平. 外科学. 第 8 版. 北京：人民卫生出版社，2010.

［2］葛均波，徐永健. 内科学. 第 8 版. 北京：人民卫生出版社，2013.

［3］Sandhu M K, Brezdenmasley C, Lipscombe LL, et al. Autoimmune hypothyroidism and breast cancer in the elderly. Breast Cancer Res Treat, 2009, 115（3）：635-641.

［4］Mittra Hayward JL. Hypothalamic- pituitary- thyroid axis in breast cancer. Lancet. 1974，1（7863）：885-889.

［5］Fierabracci P, Pinchera A, Campani D, et al. Association between breast cancer and autoimmune thyroid disorders：no increase of lymphocytic infiltrates in breast malignant tissues. Endocrinol Invest, 2006, 29（3）：248-251.

［6］Martinez IO, Garcia SS, Regadera J, et al. Hypothyroidism enhances tumor invasiveness and metastasis development. PLoS One, 2009, 4（7）：6428.

［7］Kuijpens JL, Nyklictek I, Louwman MW, et al. Hypothyroidism might be related to breast cancer in post-menopausal women. Thyroid, 2005, 15（11）：1253-1259.

［8］孔令泉，赵春霞. 伴甲低（减）的乳腺癌的处理//吴凯南主编. 实用乳腺肿瘤学. 北京：科学出版社，2016：4.

［9］徐建红，钮丽萍. 乳腺癌患者治疗前后测定血清甲状腺激素、CA153 和高敏 C-反应蛋白水平的临床价值. 南通大学学报（医学版），2015，35（2）：126-128.

［10］Cristofanilli M, Yamamura Y, Kau SW. Thyroid hormone and breast carcinoma：primary hypothyroidism is associated with a reduced incidence of primary breast carcinoma. Cancer, 2005, 103（6）：1122-1128.

［11］黄剑波，金梁斌，孔令泉. 乳腺癌患者治疗期间甲状腺功能的变化研究. 重庆医科大学学报，2014，39（1）：57-60.

［12］Huang JB, Ji GY, Xing L, et al. Implication from thyroid function decreasing during chemotherapy in breast cancer patients：chemosensitization role of triiodothyronine, BMC Cancer, 2013, 13：334（DOI：10. 1186/1471-2407-13-334）.

[13] Nagi K, Kathryn A, Allen, et al. Fatigue, weight gain, lethargy and amenorrhea in breast cancer patients on chemotherapy: is subclinical hypothyroidism the culprit? Breast Cancer Research and Treatment, 2004, 83 (2): 149-159.

[14] Paulides M, Dorr HG, Stohr W, et al. Thyroid function in paediatric and young adult patients after sarcoma therapy: a report from the Late Effects Surveillance System. Clin Endocrinol (Oxf), 2007, 66 (5): 727-731.

[15] Ogilvy-SAL, Shalet SM, Gattamaneni HR. Thyroid function after treatment of brain tumors in children. J Pediatr, 1991, 119 (5): 733-737.

[16] Huang JB, Ji GY, Xing L, et al. Chemosensitization role of endocrine hormones in cancer chemotherapy. Chin Med J (Engl), 2013, 126 (1): 175-180.

[17] Huang J, Ji G, Xing L, et al. Neo-endocrinochemotherapy: A novel approach for enhancing chemotherapeutic efficacy in clinic? Med Hypotheses, 2013. doi: 10.1016/j.mehy.2012.12.037. [Epub ahead of print]

[18] Hsieh T Y, Hsu K F, Kuo P L, et al. Uterine choriocarcinoma accompanied by an extremely high human chorionic gonadotropin level and thyrotoxicosis. J Obstet Gynaecol Res, 2008, 34 (2): 274-278.

[19] 杨纾旖, 地力木拉提·艾斯木吐拉, 王永高. 甲状腺特异性抗体与乳腺癌相关性研究的系统评价. 现代生物医学进展, 2014, 14 (6): 1170-1173.

[20] Hardefeldt PJ, Eslick GD, Edirimanne S. Benign thyroid disease is associated with breast cancer: a meta-analysis. Breast Cancer Res Treat, 2012, 133 (3): 1169-1177.

[21] 孟宪杰, 魏莉, 马小燕. 老年乳腺癌患者甲状腺过氧化物酶抗体表达及临床意义. 中国老年学杂志, 2015, 35 (13): 3627-3629.

第七章 乳腺癌患者中甲亢的诊断和处理

第一节 概 述

甲状腺毒症（thyrotoxicosis）是指血液循环中甲状腺激素过多，引起以神经、循环、消化等系统兴奋性增高和代谢亢进为主要表现的临床综合征。根据甲状腺的功能状态，甲状腺毒症可分为甲状腺功能亢进和非甲状腺功能亢进两种。甲状腺功能亢进（hyperthyroidism）简称甲亢，是由各种原因引起血循环中甲状腺素异常增多而出现以全身代谢亢进为主要特征的疾病总称[1-3]。典型的临床表现为怕热、多汗、易激惹、食欲亢进伴消瘦、心动过速（静息时）、甲状腺肿大及特殊眼征等。典型病例的诊断一般并不困难。不典型病例的诊断须借助实验室检查。通常甲亢患者 T_3、rT_3 和 T_4 血浓度增高，TSH 低于正常，T_3 的升高较 T_4 明显。按引起甲亢的原因可分为原发性、继发性和高功能腺瘤三类。①原发性甲亢（primary hyperthyroidism）：最常见，又称 Graves 病或毒性弥漫性甲状腺肿，是一种自身免疫性疾病，患者年龄多在 20~40 岁。临床表现包括高代谢综合征、弥漫性甲状腺肿、眼征、皮损和甲状腺肢端病。腺体肿大为弥漫性，两侧对称，常伴有眼球突出，故又称突眼性甲状腺肿（exophthalmic goiter）。②继发性甲亢（secondary hyperthyroidism）：较少见，如继发于结节性甲状腺肿的甲亢，患者先有结节性甲状腺肿，多年后才出现功能亢进症状。发病年龄多在 40 岁以上。腺体呈结节状肿大，两侧多不对称，无眼球突出，容易发生心肌损害。③高功能腺瘤（hyperfunctional adenoma）：少见，甲状腺内有单发的自主性高功能结节，结节周围的甲状腺组织呈萎缩改变。患者无眼球突出。非甲状腺功能亢进类型包括破坏性甲状腺毒症（destructive thyrotoxicosis）和服用过量外源性甲状腺激素，此型患者的甲状腺功能并不亢进。由于甲状腺滤泡被炎症（如亚急性甲状腺炎、无痛性甲状腺炎、产后甲状腺炎等）破坏，滤泡内储存的甲状腺激素过量进入循环引起的甲状腺毒症称为破坏性甲状腺毒症。甲亢的患病率约为 1%，其中 80% 以上是 Graves 病引起。

甲亢的诊断具备以下三项诊断即可成立：①高代谢症状和体征；②甲状腺肿大；③血清 TT_4、FT_4 增高，TSH 减低，原发性甲亢患者中 TRAb 或 TSAb 特异性增加。应注意的是，淡漠型甲亢的高代谢症状不明显，仅表现为明显消瘦或心房颤动，尤其在老年患者；少数患者无甲状腺肿大；T_3型甲亢仅有血清 T_3 增高；T_4型甲亢仅有血清 T_4 增高；TSH 减低，T_3、T_4 正常，在排除下丘脑-垂体病变和低 T_3 综合征后，可诊断为亚临床甲亢。某些乳腺癌患者伴甲亢的临床表现不明显或不典型，需注意行甲状腺功能和相关特异性抗体检查，尤其是对有心动过速或表现为明显消瘦或心房颤动的原发性乳腺癌患者，更应加强甲亢的筛查诊断。

甲状腺危象（thyroid crisis）是甲状腺功能控制不佳的甲亢患者受到应激刺激后出现的一种严重并发症，可由感染、手术、外伤等引起，病情严重者可迅速出现心力衰竭、肺水肿和昏迷，甚至死亡[1-6]。此类患者多数发病前其甲状腺功能异常改变有时并不太明显，甚至还不如一般甲亢患者甲状腺功能的改变。目前认为甲状腺危象是由多种因素综合作用所致，其发病可能与以下因素有关：①儿茶酚胺受体增多及在应激条件下的释放增加，使肾上腺素能兴奋性增高；②垂体-肾上腺皮质轴的应激反应下降；③T_3、T_4 与甲状腺球蛋白结合能力降低，使血液 FT_3、FT_4 水平增高。作者等观察到乳腺癌患者中甲亢的发生率与正常人群相接近，为 1%~2%。防治甲状腺手术患者发生甲状腺危象临床上比较重视，但合并非甲状腺疾病尤其是乳腺癌的原发性甲亢患者在围手术期及化疗期间甲状腺危象的防治，尚需引起临床重视[3]。

第二节　伴甲亢的乳腺癌患者围手术期甲状腺危象的防治

合并原发性甲亢的乳腺癌患者，若围手术期未有效控制甲状腺功能，仓促行手术治疗，有发生甲状腺危象甚至危及生命的风险。为了避免甲亢患者在高基础代谢率的情况下进行麻醉和手术的风险，术前应采取充分而完善的准备以保证手术顺利进行和预防术中、术后甲状腺危象的发生[4-13]。

一、术前准备

对合并原发性甲亢的乳腺癌患者，在积极准备乳腺癌手术的同时，应当注意监测其甲状腺功能、基础代谢率（basic metabolic rate，BMR），观察患者是否伴有甲亢症状，并积极应用抗甲亢药物，使术前甲状腺功能控制在正常水平[1]。

（一）监测 BMR

术前除进行全面的体格检查和必要的实验室检查外，还应监测 BMR，了解甲亢程度，选择合适的手术时机。BMR 测定可根据脉压和脉率计算，或用基础代谢率测定器测定。后者较可靠，但前者简便实用。常用计算公式为：BMR＝（脉率+脉压-111）%，脉压单位为 mmHg。测定基础代谢率要在完全安静、空腹时进行，即患者早晨清醒后应立即测量血压和心率以准确计算 BMR。正常值为 ±10%；增高至+20%～30% 为轻度甲亢，+30%～60% 为中度，+60% 以上为重度。

（二）一般准备

（1）对精神过度紧张或失眠者可适当应用镇静和安眠药。

（2）心率过快者，可口服普萘洛尔 10～20mg，每日 3 次。普萘洛尔因能选择性地阻断各种靶器官组织上的 β-受体对儿茶酚胺的敏感性、抑制肾上腺素效应而改善甲亢的症状和缩短术前准备的时间。普萘洛尔在体内的有效半衰期不到 8h，因而术前当日清晨应继续服用。

（3）发生心力衰竭者，应予以洋地黄制剂。

（4）药物准备：抗甲亢药物是术前用于控制甲状腺功能和降低基础代谢率的重要环节。可选用丙基硫氧嘧啶或甲巯咪唑等抗甲亢药物。甲状腺功能和甲亢症状得到基本控制（患者情绪稳定、睡眠良好、体重增加、脉率<90 次/次以下、基础代谢率<+20%），便可进行手术。

（5）术前禁用阿托品，以免引起心动过速。

二、手术和手术后注意事项

有报道，甲状腺功能控制不佳患者可在麻醉前出现甲状腺危象，应当引起重视[4]。手术应轻柔、细致，认真止血。术中、术后需密切监测患者心率、血压、体温等生命体征，对于出现窦性心动过速的患者，应高度警惕甲状腺危象的发生[4]。

三、术后甲状腺危象的诊治

（一）甲状腺危象的诊断

甲状腺危象是甲亢的严重合并症，与术前准备不够、甲亢症状未能很好控制及手术应激有关。甲状腺危象时患者主要表现为：脉快（>120 次/分）、高热（>39℃），同时合并神经、循环及消化系统严重功能紊乱如烦躁、谵妄、大汗、呕吐、水泻等[1,2]。该病是因甲状腺素过量释放引起的暴发性肾上腺素能兴奋现象，若不及时处理，可迅速发展至昏迷、虚脱、休克甚至死亡，死亡率可达20%~30%。术后12~36h应高度警惕患者发生甲状腺危象的可能。

（二）甲状腺危象的治疗措施

（1）降温：物理和药物降温，必要时行人工冬眠。禁用阿司匹林类解热药，因阿司匹林能与甲状腺球蛋白结合，置换出T_3和T_4，使游离甲状腺素增多。

（2）镇静：对兴奋、躁动、谵妄者给予镇静剂，首选苯巴比妥钠100mg肌内注射，它可以加速血中T_3和T_4的代谢，使血中甲状腺激素水平降低；也可用冬眠合剂，静脉滴注。

（3）阻断甲状腺激素的合成：丙基硫氧嘧啶服药量加倍，每日800~1000mg，分4~6次给予；对不能口服者可经鼻饲给药，一旦症状缓解应及时减量。

（4）控制甲状腺激素释放：碘溶液能迅速抑制与球蛋白结合的甲状腺素水解，减少甲状腺素向血液中的释放。服用抗甲亢药1h后可开始口服碘化钾溶液（卢戈液），每次5滴，6~8h一次，每日20~30滴。也可用碘化钠溶液0.5~1g（10%碘化钠5~10ml）加入10%葡萄糖500ml中静脉滴注。

（5）抗交感神经药物：普萘洛尔20~60mg，每6~8h一次，应用时注意心脏功能及心率变化。

（6）肾上腺皮质激素：氢化可的松200~400mg或地塞米松20mg静脉滴注，每日一次。

（7）预防感染：给予大剂量抗生素预防感染。

（8）吸氧、纠正水和电解质紊乱及心力衰竭。

甲状腺危象若经及时控制，可于36~72h好转，一般持续时间1~14天不等，恢复多在1周左右。由于甲状腺危象发生极为迅速且后果严重，作者主张在出现早期疑似甲状腺危象表现时就应该积极采取相应治疗（予以抗甲亢药物、激素、普萘洛尔、物理降温等积极对症支持治疗），以防患于未然，避免发生死亡风险[3]。

第三节　伴甲亢的乳腺癌患者化疗期间的处理

一般对于有明显甲状腺功能亢进症状的乳腺癌伴原发性甲亢患者，在接受正规的抗甲亢治疗的同时，可进行相应的化疗，但化疗期间需密切监测甲状腺功能、基础代谢率和生命体征，给予相应的对症支持治疗。

乳腺癌新辅助化疗是指手术等局部治疗前，以全身化疗为乳腺癌的第一项治疗，然后再行局部治疗。新辅助化疗在局部中晚期乳腺癌综合治疗中的作用已获得肯定，其适应证也有所变化。对于乳腺癌，一般认为，除早期患者应首选手术治疗外，凡临床表现较典型，乳腺癌原发肿瘤较大或伴有腋窝淋巴结转移征象，并经病理证实的局部进展性乳腺癌（临床Ⅱ、Ⅲ期）患者，均可行新辅助化疗，一般为4~6个疗程。有研究发现[5,6]，合并原发性甲亢的乳腺癌患者在新辅助化疗期间未出现明显的甲状腺危象表现，采用TEC方案化疗的2例患者在第2个化疗疗程前（即首次入院后3周之内）甲状腺功能便迅速降至正常或变成甲减，其中1例为麦默通微创术后病理证实的Ⅰ期乳腺癌，因甲状腺功能异常增高而改行术前新辅助化疗4个疗程后，再行手术治疗。以上患者术后均未出现甲状腺危象表现。据此，作者建议早期乳腺癌确诊时，甲亢控制不佳或甲状腺功能异常增高也可作为乳腺癌患者接受新辅助化疗的指征，在施行新辅助化疗的同时积极控制甲状腺功能，多数患者的甲状腺功能可在新辅助化疗结束前被控制在正常水平，最终避免围手术期甲状腺危象的发生。

此外，作者等在临床上发现采用TEC方案化疗的乳腺癌合并原发性甲亢患者的甲状腺功能很快降至正常或以下，推测TEC联合抗甲状腺药物可能具有较强的甲状腺功能抑制作用[5]。因此，乳腺癌合并原发性甲亢患者在化疗期间应用抗甲状腺药物时应密切监测甲状腺功能，根据甲状腺功能及时调整抗甲状腺药物的剂量以避免甲减的发生。

第四节　伴甲亢的乳腺癌患者系统治疗后的甲状腺功能随访

甲状腺功能控制正常、伴有甲亢的乳腺癌患者在乳腺癌系统治疗后的随访期间，部分患者会出现甲亢复发或甲减，因此在对伴有甲亢的乳腺癌患者随访中，肿瘤科医师或外科医师也应注意患者有无甲亢或甲减症状的发生并定期监测甲状腺功能和相关抗体，以利早期发现并建议其到内分泌科门诊诊治。

（戴　威　徐　周　孔令泉）

参 考 文 献

[1] 陈孝平，汪建平. 外科学. 第8版. 北京：人民卫生出版社，2010.

[2] 葛均波，徐永健. 内科学. 第8版. 北京：人民卫生出版社，2013.

[3] Wartofsky L. Thyrotoxic storm. In：Braverman LE，Utiger RD，editors. Werner's and Ingbars's the Thyroid. A Fundamental and Clinical Text，8th edition. Philadelphia：Lippincott，Williams &Wilkins，2000：679-684.

[3] 孔令泉，赵春霞. 伴甲亢的乳腺癌的处理//吴凯南主编. 实用乳腺肿瘤学. 北京：科学

出版社, 2016.

[4] Hirvonen EA, Niskanen LK, Niskanen MM. Thyroid storm prior to induction of anaesthesia. Anaesthesia, 2004, 59 (10): 1020-1022.

[5] 黄剑波, 邢雷, 汲广岩, 等. 合并甲亢的乳腺癌患者微创术后发生甲状腺危象及化疗后甲低1例分析. 重庆医科大学学报, 2012, 37 (4): 379-380.

[6] 黄剑波, 汲广岩, 邢雷, 等. 合并原发性甲亢的乳腺癌患者围手术期及化疗期间甲状腺危象的防治. 重庆医学, 2012, 41 (27): 2873-2874.

[7] Nayak B, Burman K. Thyrotoxicosis and thyroid storm. Endocrinol Metab Clin North Am, 2006, 35 (4): 663-686.

[8] Wilkinson JN. Thyroid storm in a polytrauma patient. Anaesthesia, 2008, 63 (9): 1001-1005.

[9] Chong HW, See KC, Phua J. Thyroid storm with multiorgan failure. Thyroid, 2010, 20 (3): 333-336.

[10] Nqo SY, Chew HC. When the storm passes unnoticed—a case series of thyroid storm. Resuscitation, 2007, 73 (3): 485-490.

[11] Huang JB, JI GY, Xing L, et al. Chemosensitization role of endocrine hormones in cancer chemotherapy. Chinese Medical Journal (Eng), 2013, 126 (1): 175-180.

[12] Huang JB, JI GY, Xing L, et al. Neo-endocrinochemotherapy: a novel approach for enhancing chemotherapeutic efficacy in clinic? Medical Hypotheses, 2013, 80: 441-446. doi: 10.1016/j.mehy.2012.12.037.

[13] 覃咸雄, 彭世军, 李靖. 乳腺癌伴甲亢患者围术期及化疗期间甲状腺危象的防治体会. 检验医学与临床, 2014, 11 (1): 92-93.

第八章 乳腺癌患者中甲状腺结节与甲状腺癌的诊断和处理

第一节 乳腺癌患者中甲状腺结节的诊治概述

一、甲状腺结节的定义

甲状腺结节是指甲状腺细胞在局部异常生长所引起的散在病变。虽能触及，但在超声检查中未能证实的结节不能诊断为甲状腺结节。体检未能触及，而在影像学检查中偶然发现的结节称为甲状腺意外结节。甲状腺结节比较常见，一般人群中通过触诊的检出率为 3% ~ 7%，借助高分辨率彩超的检出率可高达 20% ~ 76%；5% ~ 15% 的甲状腺结节为恶性（甲状腺癌）[1]。有研究发现，乳腺癌患者中甲状腺结节的发生率明显高于普通人群[2]。良恶性甲状腺结节的临床处理不同，对患者生存质量的影响和涉及的医疗花费也有显著差异。因此，甲状腺结节评估的要点是良恶性。

二、甲状腺结节的临床表现及诊断

（一）甲状腺结节的临床表现

大多数甲状腺结节患者无临床症状，部分伴甲状腺功能异常者可出现相应的临床表现，少数患者由于结节压迫周围组织，出现声音嘶哑、憋气感、呼吸困难或吞咽困难等压迫症状。下述病史和体格检查结果是甲状腺癌的危险因素[1]：

（1）童年期头颈部放射线照射史或放射性尘埃接触史。

（2）全身放射治疗史。

（3）有分化型甲状腺癌、甲状腺髓样癌或多发性内分泌腺瘤病 2 型（MEN2 型）、家族性多发性息肉病、某些甲状腺癌综合征（如 Cowden 综合征、Carney 综合征、Werner 综合征和 Gardner 综合征等）的既往史或家族史。

（4）男性。

（5）结节生长迅速。

（6）伴持续性声音嘶哑、发音困难，并可排除声带病变（炎症、息肉等）。

（7）伴吞咽困难或呼吸困难。

（8）结节形状不规则、与周围组织粘连固定；伴颈部淋巴结病理性肿大。

（二）甲状腺结节的实验室检查

所有甲状腺结节患者均应检测血清促甲状腺激素（TSH）水平。有研究显示，甲状腺结节患者如伴有 TSH 水平低于正常值，其结节为恶性的比例低于伴有 TSH 水平正常或升高者[1,3,4]。甲状腺球蛋白（Tg）不能鉴别甲状腺结节的良恶性，血清降钙素>100pg/ml 提示甲状腺髓样癌[1]，血清降钙素升高但不足100pg/ml 时，诊断甲状腺髓样癌的特异性较低，因此指南不建议也不反对应用血清降钙素指标筛查甲状腺髓样癌。

（三）辅助检查

高分辨率超声检查是评估甲状腺结节的首选方法。对触诊怀疑，或 CT、MRI、PET/CT 检查提示有甲状腺结节的患者，均应行彩超检查，并以其结果为准。颈部彩超还可确定甲状腺结节的大小、数量、位置、质地（囊性或实性）、形状、边界、包膜、钙化、血供及与周围组织的关系等情况，同时评估颈部区域有无淋巴结，以及淋巴结的大小、形态和结构特点。某些超声征象有助于甲状腺结节的良恶性鉴别（详见第三章第二节甲状腺疾病常用的检查方法）。

由于显像仪分辨率所限，甲状腺 ECT 检查适用于评估直径>1cm 的甲状腺结节。在单个（或多个）结节伴有血清 TSH 降低时，甲状腺 ECT 检查可判断某个（或某些）结节是否有自主摄取功能（"热结节"）。"热结节"绝大部分为良性，一般不需细针穿刺抽吸活检。在评估甲状腺结节良恶性方面，CT 和 MRI 检查不优于超声。拟行手术治疗的甲状腺结节，术前可行颈部 CT 或 MRI 检查，显示结节与周围解剖结构的关系，寻找可疑淋巴结，协助制定手术方案。为了不影响术后可能进行的[131]I 显像检查和[131]I 治疗，CT 检查中应尽量避免使用含碘造影剂。PET/CT 能够反映甲状腺结节摄取和葡萄糖代谢的状态，但并非所有的甲状腺恶性结节都能在 PET/CT 中表现为阳性，某些良性结节也会摄取[18]F-FDG 而表现为假阳性，因此单纯依靠 PET/CT 不能准确鉴别甲状腺结节的良恶性。

（四）细针穿刺抽吸活检

细针穿刺抽吸活检（fine needle aspiration biopsy，FNAB）详见第三章第二节

甲状腺疾病常用的检查方法。

（五）甲状腺癌分子标志物检测

有研究表明，经 FNAB 仍不能确定良恶性的甲状腺结节，对穿刺标本进行某些甲状腺癌的分子标志物检测，如 BRAF 突变、Ras 突变、RET/PTC 重排等，能够提高确诊率。检测术前穿刺标本的 BRAF 突变状况，还有助于甲状腺乳头状癌的诊断和临床预后预测，便于制定个体化的诊治方案。

三、甲状腺结节的诊治原则

（一）甲状腺结节的手术适应证

（1）单发实性结节的直径超过 1cm。

（2）单发实性结节的直径不到 1cm 但伴有钙化、血流异常或淋巴结肿大。

（3）单发囊肿直径 2～3cm 或以上。

（4）多发结节中最大结节的直径超过 2cm 或结节中有钙化、血流异常或淋巴结肿大。

（5）甲状腺结节伴有既往颈部放射接触或治疗史。

（6）年龄小于 20 岁或大于 70 岁者。

（7）男性甲状腺结节患者。

（8）胸骨后甲状腺肿大者。

（9）甲状腺结节近期突然增大者。

（10）甲状腺结节伴有压迫、声音改变、吞咽困难和刺激性咳嗽者。

（二）考虑为良性甲状腺结节的治疗方法

多数良性甲状腺结节不需要特殊治疗，仅需定期随访。少数情况下，可选择手术治疗、TSH 抑制治疗、^{131}I 治疗等治疗手段[1]。

1. 良性甲状腺结节的非手术治疗[1]

（1）TSH 抑制治疗：TSH 抑制治疗的原理是应用左甲状腺素片将血清 TSH 水平抑制到正常低限甚至低限以下，以通过抑制 TSH 对甲状腺细胞的促生长作用，达到缩小甲状腺结节的目的。在碘缺乏地区，TSH 抑制治疗可能有助于缩小结节、预防新结节出现、缩小结节性甲状腺肿的体积；在非缺碘地区，TSH 抑制治疗虽也可能缩小结节，但其长期疗效不确切，停药后可能出现结节再生长；TSH 部分抑制方案（TSH 控制于正常范围下限，即 0.4～0.6mU/L）与 TSH 完全抑制方案（TSH 控制于<0.1mU/L）相比，减小结节体积的效能相似，但不良反应较少。可在小结节性甲状腺肿的年轻患者中考虑采用 TSH 部分抑制方案。

（2）[131]I 治疗：主要用于治疗有自主摄取功能并伴有甲亢的良性甲状腺结节，对虽有自主摄取功能但不伴甲亢的结节，[131]I 可作为治疗选择之一。出现压迫症状或位于胸骨后的甲状腺结节，不推荐[131]I 治疗。[131]I 治疗后，约 10% 的患者于 5 年内发生甲减，随时间延长，甲减发生率逐渐增加。因此，建议治疗后每年至少检测一次甲状腺功能，如发现甲减，应及时给予左甲状腺素片替代治疗。

2. 考虑良性甲状腺结节的手术治疗[1]

（1）考虑为良性甲状腺结节的手术适应证：①出现与结节明显相关的局部压迫症状；②合并甲状腺功能亢进、内科治疗无效者；③肿物位于胸骨后或纵隔内；④结节进行性生长，临床有恶变倾向或合并甲状腺癌高危因素；⑤因外观或思想顾虑过重影响正常生活而强烈要求手术者，可作为手术的相对适应证。

（2）考虑为良性甲状腺结节的手术原则：在彻底切除甲状腺结节的同时，尽量保留正常甲状腺组织。全/近全甲状腺切除术仅在结节弥漫性分布于双侧甲状腺，导致术中难以保留较多正常甲状腺组织时使用，其他情况下建议慎用。

（3）术后甲减（甲低）的防治：患者术后有可能发生不同程度的甲减，伴有高滴度 TPOAb 和/或 TGAb 者更易发生甲减，接受甲状腺全切术者，术后即应开始左甲状腺素片替代治疗，此后定期监测甲状腺功能，保持 TSH 水平在正常范围；保留部分甲状腺者，术后也应定期监测甲状腺功能（首次检测时间为术后1 个月），如发现甲减，应及时给予左甲状腺素片替代治疗。良性甲状腺结节术后，不建议采用 TSH 抑制治疗来预防结节再发。

第二节　乳腺癌患者首次确诊时伴甲状腺癌的处理

一、概述

乳腺与甲状腺同属于激素依赖性器官，内分泌功能的变化和疾病的发生密切相关[5]。有研究发现，乳腺癌患者并发单纯甲状腺肿和结节性甲状腺肿的比例明显高于正常人群[6,7]。Turken 等[2]报道，乳腺癌患者合并自身免疫性甲状腺炎的比例（38%）明显高于普通人群（17%），乳腺癌患者合并结节性甲状腺肿的比例（50%）明显高于普通人群（26%），表明自身免疫性甲状腺炎和结节性甲状腺肿可能与乳腺癌的发生有关。乳腺癌是女性最常见的恶性肿瘤，成为女性健康的最大威胁。甲状腺癌是最常见的甲状腺恶性肿瘤。两者的发病率均呈增长趋势，一经确诊均需尽早手术。已有研究显示，甲状腺癌患者中乳腺癌发生率高于普通人群[8,9]；同样，乳腺癌患者中甲状腺癌发生率也高于普通人群[10-12]。

一项前瞻性的调查评估了本来只做乳腺超声检查同时做了甲状腺超声检查，偶然发现的甲状腺癌患者，发现在无乳腺癌的患者中甲状腺癌的发病率为0.6%，而在乳腺癌患者中的发病率为1.9%，提示甲状腺癌与乳腺癌之间有某些特殊联系[13]。Park 等[10]对518 例乳腺癌术后患者进行甲状腺超声影像检查，发现有42 例（8.1%）患者可疑为甲状腺病变，进一步行超声下针吸细胞学活检术，对其中18 例存在细胞形态异常的患者行甲状腺手术切除，结果发现除5 例为单纯性甲状腺增生外，其余13 例（2.5%）均为甲状腺癌，其中同时伴乳腺癌和甲状腺癌者6 例（1.2%），其余7 例（1.3%）平均在其乳腺癌术后33 个月被确诊为患甲状腺癌，提示乳腺癌患者伴发甲状腺癌的概率非常高。Nio 等[14]回顾性分析了340 例经手术治疗的乳腺癌患者，其中甲状腺癌在乳腺癌患者中的发病率为2.1%。

因此，原发性乳腺癌患者首次确诊及系统治疗后随访期间，应注重加强甲状腺结节和甲状腺癌的筛查与防治。

二、病理类型

根据肿瘤分化的程度，甲状腺癌的病理类型分为：分化型甲状腺癌（占90% 以上，包括甲状腺乳头状癌和甲状腺滤泡状癌）、甲状腺髓样癌和未分化型甲状腺癌。不同病理类型的甲状腺癌，其生物学特性、临床表现、诊断、治疗及预后均有所不同。大部分分化型甲状腺癌进展缓慢、近似良性疾病。分化型甲状腺癌可部分保留正常甲状腺细胞的摄碘、合成甲状腺球蛋白的功能，并受促甲状腺素（TSH）的调控，这种特征适合采取放射性核素^{131}I 治疗和内分泌治疗，因此预后较好，10 年生存率很高，甚至可达治愈。赖兴建等[15]报道，乳腺癌患者合并甲状腺癌的病理以乳头状癌为主，与普通人群甲状腺癌的病理分类相近。但Ron 等[16]指出，滤泡癌患者出现乳腺癌的风险最高，其中年龄小于40 岁的女性滤泡癌患者出现乳腺癌的风险比普通人群高10 倍。

三、临床表现和诊断

目前人们已逐渐认识到乳腺癌与甲状腺癌有关，但是临床如何诊断和处理尚无统一的指导性意见。但不管是患乳腺癌还是甲状腺癌，都应该密切关注个人及家族性的内分泌疾病，而且要定期进行甲状腺和乳腺检查。所有乳腺癌患者应定期检查甲状腺彩超，而甲状腺癌患者应定期行乳腺彩超及钼钯检查，以尽量做到早发现、早诊断、早治疗，减少疾病的风险。

（一）临床表现

甲状腺癌早期多无明显症状。随着病程的进展，甲状腺肿块逐渐增大，质硬，肿块随吞咽上下移动度降低。未分化癌可在短期内出现上述症状，除肿块增长明显外，还伴有侵犯周围组织的特性。晚期可产生声音嘶哑，呼吸和吞咽困难，交感神经受压引起霍纳（Horner）综合征（患侧眼球内陷、瞳孔缩小、上睑下垂、血管扩张及面颈部无汗），侵犯颈丛出现耳、枕、肩等处疼痛，局部淋巴结及远处器官转移等表现。颈淋巴结转移在未分化癌发生较早。少数分化型甲状腺癌患者以颈部淋巴结病理性肿大或远处转移癌（如肺转移）为首发表现，而甲状腺结节表现不明显或不典型，容易误诊为乳腺癌颈部转移、肺转移等乳腺癌远处转移，临床上应注意加强鉴别诊断。髓样癌患者伴有多发性内分泌腺瘤综合征Ⅱ型（MEN-Ⅱ）时，可有家族史和出现腹泻、颜面潮红、低血钙等表现。

（二）实验室检查

部分乳腺癌伴甲状腺癌患者血 TSH、TPOAb、TGAb 偏高。甲状腺髓样患者中血清降钙素升高。血清甲状腺球蛋白（Tg）测定主要用于甲状腺癌根治术后有无复发的判断。

（三）辅助检查

1. 超声检查和甲状腺超声造影

赖兴建等[15]回顾性分析了 1990～2013 年在北京协和医院接受诊治且手术病理证实的乳腺及甲状腺多原发癌 24 例，比较这些患者的甲状腺癌及乳腺癌临床和超声特征。结果表明，24 例患者中 15 例（62.5%）以乳腺癌首发，其中 6 例（40.0%）在 1 年内出现甲状腺癌；9 例（37.5%）以甲状腺癌首发，其中 2 例（22.2%）在 1 年内出现乳腺癌。甲状腺癌和乳腺癌超声表现均多为实性（86.4% 和 84.2%）、形态不规则（63.6% 和 94.7%）、纵横比大于 1（50.0% 和 57.9%）、边界不清（63.6% 和 78.9%）、低回声或极低回声（90.9% 和 100%）、点状钙化（50.0% 和 47.4%）、局部丰富血流（50.0% 和 68.4%），故认为甲状腺及乳腺多原发癌的临床和超声特征与单发甲状腺癌及乳腺癌人群相近，超声可有效地筛查甲状腺及乳腺多原发癌，尤其在首发乳腺癌后 1 年内。

甲状腺彩超检查是评估甲状腺结节的首选方法，可明确包块的位置、大小和性质，帮助鉴别良恶性肿块（详见第三章第二节甲状腺疾病常用的检查方法），其准确性在80%~90%或以上，甲状腺超声造影检查的准确性可高达95%，甚至高于针吸病理穿刺的准确性。超声检查还可评估颈部区域有无淋巴结和淋巴结的大小、形态和结构特点。此外，作为甲状腺结节穿刺活检的引导，超声检查已成为甲状腺肿瘤术前诊断和术后复查的重要手段。作者在临床工作中注意到，乳腺癌患者确诊后尤其是化疗期间甲状腺结节超声检查 TI-RADS 分类易被降期而被误诊为良性，可能与化疗期间下丘脑-垂体-甲状腺轴被抑制，致 TSH 分泌降低，从而抑制了甲状腺结节的生长有关。

2. 甲状腺放射性核素扫描（ECT）检查

详见"第三章第八节甲状腺癌"的相关内容。

3. 甲状腺 CT 和 MRI 等检查

详见"第三章第八节甲状腺癌"的相关内容。

（四）甲状腺细针穿刺抽吸活检或细针针吸细胞学检查

对于乳腺癌怀疑锁骨上淋巴结转移和颈部淋巴结转移患者，应超声引导下行甲状腺细针针吸细胞学（fine needle aspiration cytology，FNAC）或细针穿刺抽吸活检（fine needle aspiration biopsy，FNAB）检查，以明确是乳腺癌锁骨上淋巴结转移或颈部淋巴结转移，还是隐匿性甲状腺癌或甲状腺癌的淋巴结转移，因为以上两种情况的临床处理和预后是完全不同的。FNAC 或 FNAB 检查的指征及 FNAB 提示手术的指征参见"第三章第八节甲状腺癌"的相关内容。

（五）甲状腺癌的分子标志物检测

经 FNAB 仍不能确定良恶性的甲状腺结节，有条件的医院可对穿刺标本进行某些甲状腺癌的分子标志物检测，如 BRAF 突变、Ras 突变、RET/PTC 重排等，能够提高确诊率。检测术前穿刺标本的 BRAF 突变状况，还有助于甲状腺乳头状癌的诊断和临床预后判断，便于制定个体化的诊治方案。

四、治疗

对于乳腺癌伴甲状腺癌患者出现的可疑锁骨上或颈部淋巴结转移、肺转移等远处转移病灶，应尽量术前取活检以明确是乳腺癌远处转移，还是甲状腺癌的远处转移。如为乳腺癌远处转移，应按晚期乳腺癌的处理原则处理；如为甲状腺癌转移，施行甲状腺癌根治术后再进行放射性核素治疗和甲状腺癌的内分泌治疗，患者仍然有较大的机会获得治愈。关于甲状腺癌的处理，临床上已有明确的治疗指南，具体参见"第三章第八节甲状腺癌"。但有关乳腺癌患者首次确诊时伴分化型甲状腺癌的处理时机等问题，目前临床上还没有统一的指导意见。对同期患乳腺癌和分化型甲状腺癌的患者，临床上有同时行乳腺癌和甲状腺癌的根治手术治疗的[17]；也有先施行乳腺癌根治术，在乳腺癌化疗或放疗后再施行分化型甲状腺根治手术及甲状腺癌的放射性核素治疗等后续治疗。现就以上两种方式的临床处理进行讨论。

（一）同期施行乳腺癌和甲状腺癌根治手术的注意事项

（1）因同期施行乳腺癌和甲状腺癌根治手术的创伤较大，应加强围手术期的术前检查和准备。伴甲减患者应术前给予左甲状腺素片纠正。

（2）目前原发性乳腺癌和甲状腺癌首确诊时的单独手术，多数围手术期未应用抗生素预防感染。但二者同时手术时创面大、手术时间长，多数超过了 3h 以上，且同时合并两种疾病者免疫力较健康人群降低，符合围手术期预防性应用抗生素的指征。因此建议同期施行乳腺癌和甲状腺癌根治手术前 0.5h 应注意预防性应用抗生素，如头孢唑林 1.0g 术前 0.5h 静脉滴注，青霉素过敏者可改用克林霉素。

（3）乳腺癌和甲状腺癌的联合根治手术对患者的呼吸、咳痰及肺功能影响较大，术后应注意加强采取帮助患者排痰和改善肺功能的措施，以防肺不张和肺部感染的发生。

（4）单独甲状腺癌术后患者因术后 1 个月左右多数需行放射性核素治疗，在行放射性核素治疗之前不行口服左甲状腺素片的内分泌治疗。但施行乳腺癌和甲状腺癌联合根治手术的患者需先施行几个月甚至半年左右的乳腺癌化疗和/或放疗后才施行甲状腺癌的放射性核素治疗，甲状腺全切后造成的甲减将进一步加重患者的化疗和/或放疗的不良反应，降低患者的生活质量，甚至影响化疗疗效。因此术后和化疗期间应加强甲状腺功能监测，及时补充左甲状腺素片并根据监测结果及时调整左甲状腺素片的用量。

（5）患者术后应服用无碘盐，伤口换药消毒应尽量应用不含碘的消毒液。

（6）化疗和/或放疗后应预约放射性核素治疗，停用左甲状腺素片，待白细胞恢复正常，TSH>30mU/ml 后行放射性核素治疗。

（7）雌孕激素受体阳性的乳腺癌患者放射性核素治疗期间应继续服用乳腺癌的相关内分泌治疗药物。

（8）放射性核素治疗后应及时补充左甲状腺素片，并每月监测甲状腺功能，根据监测结果及时调整左甲状腺素片的用量，直至达到甲状腺癌内分泌治疗要求的 TSH 值。TSH 抑制治疗的目标[1]：①持续肿瘤组织存在的患者，在没有特殊禁忌证情况下，血清 TSH 应当维持在<0.1mU/L；②临床无症状的高危型患者，

血清 TSH 应当维持在 $0.1 \sim 0.5 \text{mU/L}$，$5 \sim 10$ 年；③临床无症状的低危型患者，TSH 应维持在 $0.3 \sim 2.0 \text{mU/L}$，$5 \sim 10$ 年。

（二）分期施行乳腺癌和甲状腺癌根治手术的注意事项

有报道对同期患乳腺癌和甲状腺癌的患者，同时行乳腺癌和甲状腺癌的根治手术治疗，术后治疗效果良好[17]。但考虑到甲状腺癌相对温和，同期施行甲状腺癌和乳腺癌根治术对患者创伤较大、术后造成的甲减影响化疗和生活质量并延误了放射性核素治疗，因而很多医生对多数术前已明确或高度怀疑乳腺癌和甲状腺癌的患者，采用先行乳腺癌根治手术及放化疗，然后再施行甲状腺癌的根治手术及放射性核素治疗等综合治疗。下文简要讨论分期手术时甲状腺癌处理的注意事项。

（1）乳腺癌患者中有较高比例的甲减，围手术期应注意补充左甲状腺素片纠正甲减，以减少围手术期并发症的发生。

（2）乳腺癌患者化疗期间部分患者甲状腺功能低下明显，影响患者的生活质量[18,19]，应注意监测甲状腺功能，必要时补充左甲状腺素片。

（3）乳腺癌患者化疗期间应定期复查甲状腺彩超，如甲状腺包块进行性长大，患者有压迫症状或声音嘶哑加重，应尽早行甲状腺癌的根治手术。术后再完善乳腺癌的放化疗和甲状腺癌的放射性核素治疗等综合治疗。

（4）乳腺癌放化疗结束，血常规白细胞恢复正常后，在患者一般状态良好的情况下可考虑行甲状腺癌根治手术及放射性核素治疗。

（5）雌孕激素受体阳性的乳腺癌患者，在甲状腺癌治疗期间应继续服用乳腺癌的相关内分泌治疗药物。

（6）放射性核素治疗后及时补充左甲状腺素片，并每月监测甲状腺功能，根据监测结果及时调整左甲状腺素片的用量，直至达到甲状腺癌内分泌治疗要求的 TSH 值。

五、随访

临床应对合并乳腺癌的分化型甲状腺癌患者进行长期随访，其目的在于：对临床治愈者进行监控，以早期发现复发肿瘤和转移；对分化型甲状腺癌复发或带瘤生存者，动态观察病情的进展和治疗效果，调整治疗方案；监控 TSH 抑制治疗的效果；对分化型甲状腺癌患者的某些伴发疾病（如心脏疾病、其他恶性肿瘤等）病情进行动态观察[1]。

（1）手术和放射性核素治疗后应长期口服左甲状腺素片，最终剂量的确定有赖于血清 TSH 的监测。左甲状腺素片剂量调整阶段，每 4 周左右测定 TSH 一次，达标后 1 年内每 2 ~ 3 个月、2 年内每 3 ~ 6 个月、5 年内每 6 ~ 12 个月复查甲状腺功能一次，以确定 TSH 维持于目标范围。

(2) 彩超对早期发现分化型甲状腺癌的颈部转移具有高度的敏感性，是随访的重要内容。手术或放射性核素治疗后第 1 年内每 3 ~ 6 个月检查一次；1 年后每 6 ~ 12 个月复查一次；如发现可疑病灶，应缩短检查间隔时间。对超声发现的可疑颈部淋巴结，可行超声定位淋巴结穿刺活检。

(3) 已清除全部甲状腺（手术和放射性核素治疗）的分化型甲状腺癌患者，体内应当不再有甲状腺球蛋白（Tg）的来源；如果在血清中检测到 Tg，往往提示分化型甲状腺癌病灶残留或复发，基于这个原理，对已清除全部甲状腺的分化型甲状腺癌患者，应定期检测血清甲状腺球蛋抗体（TGAb）和 Tg 水平，这是判别患者是否存在肿瘤残留或复发的重要手段。血清 Tg 测定包括基础 Tg 测定（TSH 抑制状态下）和 TSH 刺激后（TSH>30mU/L）的 Tg 测定。对血清 Tg 和 TGAb 的长期随访宜从放射性核素治疗后 6 个月开始，此时应检测基础 Tg（TSH 抑制状态下）或 TSH 刺激后（TSH>30mU/L）的 Tg。放射性核素治疗后 12 个月，宜测定 TSH 刺激后的 Tg。随后，每 6 ~ 12 个月复查基础 Tg 和 TGAb。如无肿瘤残留或复发迹象，低分化型甲状腺癌患者在随访过程中复查 TSH 刺激后的 Tg 的时机和必要性不确定，而复发危险度中高危者可在放射性核素治疗后 3 年内复查 TSH 刺激后的 Tg。

第三节　乳腺癌患者系统治疗后甲状腺结节与甲状腺癌的诊断和防治

有研究报道，乳腺癌患者伴发自身免疫性甲状腺炎的发生率明显升高（混合 OR 值为 2.92），且乳腺癌患者多伴发甲状腺肿和抗甲状腺自身抗体（包括 TGAb 和 TPOAb）[20]。而甲状腺炎患者演变为甲减的比例较高。已有研究发现，化疗对甲状腺功能的影响可在化疗结束较长时间后出现，主要表现为甲状腺功能减低。甲减患者 TSH 增高，而甲状腺癌患者中 TSH 水平较健康人群增高[3,4]。因此，除伴甲减的乳腺癌患者系统治疗后应定期检测甲状腺功能并调节甲状腺素的用量外，无甲减表现的乳腺癌患者系统治疗后随访过程中，尤其是伴有甲状炎的患者也应注意了解有无甲减的临床表现，并应定期监测甲状腺功能和甲状腺相关抗体，以早期发现甲减并根据病情给予相应的甲状腺素替代治疗，降低甲状腺癌的发病风险。

有研究发现，乳腺癌或甲状腺癌患者患其中另一种癌的概率比健康人群可能提高。Sadetzki 等[21]报道，乳腺癌患者并发异时性甲状腺癌的发生率为 1.34%。Park 等[10]对 518 例乳腺癌术后患者进行甲状腺超声检查，其中 42 例（8.1%）患者可疑甲状腺病变，进一步行超声引导下的针吸细胞学活检术，对其中 18 例（3.5%）细胞形态学异常的乳腺癌患者行甲状腺手术治疗，结果发现 13 例（2.5%）患者诊断为甲状腺癌，其中同时伴有乳腺癌和甲状腺癌患者 6 例（1.2%），另外 7 例（1.3%）患者在乳腺癌术后平均 16.5 个月被确诊为患有甲状腺癌。

赖兴建等[15]报道甲状腺及乳腺多原发癌的临床和超声特征与单发甲状腺癌及乳腺癌人群相近，超声可有效地筛查甲状腺及乳腺多原发癌，尤其在首发乳腺癌后 1 年内。彩超对早期发现甲状腺癌具有较高的敏感性，因此，作者建议乳腺癌患者系统治疗后在定期行乳房彩超检查的同时，也应定期行甲状腺彩超检查，如每 6～12 个月检查一次；如发现异常，应缩短检查间隔。对超声发现的可疑甲状腺结节，应行甲状腺超声造影，或超声定位下甲状腺结节穿刺活检。对诊断甲状腺癌者应行甲状腺癌根治术，具体治疗方法参见本书"第三章第八节甲状腺癌"。

对多数乳腺癌患者伴甲状腺良性结节时，可每 6～12 个月进行随访。对暂未接受治疗的可疑恶性或恶性结节，随访间隔应缩短。每次随访必须进行病史采集和体格检查，并复查颈部彩超。部分患者（初次评估中发现甲状腺功能异常者，接受手术、TSH 抑制治疗者）还需随访甲状腺功能。如随访中发现结节明显生长，要特别注意是否伴有提示结节恶变的症状、体征（如声音嘶哑、呼吸困难、吞咽困难、结节固定、颈部淋巴结肿大等）和超声征象。"明显生长"是指结节体积增大50% 以上，或至少有 2 条径线增加超过 20%（并且超过 2mm），这时有甲状腺结节穿刺活检的适应证。对于囊实性结节，根据实性部分的生长情况决定是否进行甲状腺结节穿刺活检。对有手术指征者，应行手术治疗（参见本章第一节）。

（吴玉团　王安银　唐　娟　孔令泉）

参 考 文 献

[1] 甲状腺结节和分化型甲状腺癌诊治指南. 中国肿瘤临床，2012，39（17）：1249-1272.

[2] Turken O，Narin Y，Demirbas S，et al. Breast cancer in association with thyroid disorders. Breast Cancer Res，2003，5：110-113.

[3] Fiore E，Vitti P. Serum TSH and risk of papillary thyroid cancer in nodular thyroid disease. J Endocrinol Metab，2012，97（4）：1134-1145.

[4] McLeod DS，Watters KF，Carpenter AD，et al. Thyrotropin and thyroid cancer diagnosis：a systematic review and dose response meta-analysis. J Clin Endocrinol Metab，2012，97（8）：

2682-2692.

[5] 赵春霞，卢林捷，孔令泉．乳腺原位癌并发甲状腺微小乳头状癌一例．中华内分泌外科杂志，2015，9（5）：440.

[6] SheringSG，Zbur AP，Moriaty M，et al. Thyroid disease and breast cancer. Eur J Cancer，1996，5（6）：504-506.

[7] Cengiz O，Bozkurt B，Unal B，et al. The relationship between prognostic factors of breast cancer and thyroid disorders in Turkish women. J Surg Oncol，2004，87（1）：19-25.

[8] Chen AY，Levy L，Goepfert H，et al. The development of breast carcinoma in women with thyroid carcinoma. Cancer，2001，92：225-231.

[9] Vassilopoulou SR，Palmer L，Taylor S，et al. Incidence of breast carcinoma in women with thyroid carcinoma. Cancer，1999，85：696-705.

[10] Park JS，Oh KK，Kim EK，et al. Sonographic detection of thyroid cancer in breast cancer patients. Yonsei Med J，2007，48：63-68.

[11] 李洋，潘运龙．乳腺癌再发甲状腺癌．临床医学，2014，34（3）：111-112.

[12] 韩俊庆，俞新爽．甲状腺疾病与乳腺癌的关系．实用肿瘤学杂志，2008，22（1）：63-65.

[13] Park JS，Oh KK，Km EK，et al. Sonographic screening for thyroid cancer in females undergoing breast sonography. Am J Roentgenol，2006，186：1025-1028.

[14] Nio Y，Iguchi C，Itakura M，et al. High incidence of synchronous or metachronous breast cancer in patients with malignant and benign thyroid tumor or tumor-like disorders. Anticancer Res，2009，29（5）：1607-1610.

[15] 赖兴建，张波，姜玉新，等．甲状腺及乳腺多原发癌临床及超声特征．协和医学杂志，2014，5（1）：22-25.

[16] Ron E，Curtis R，Hoffman DA，et al. Multiple primary breast and thyroid cancer. Br J Cancer，1984，49：87-92.

[17] 李华云，陈苏．1例乳腺癌并发甲状腺癌患者的术后护理．当代护士，2015，8：137-138.

[18] 黄剑波，金梁斌，孔令泉．乳腺癌患者治疗期间甲状腺功能的变化研究．重庆医科大学学报，2014，39（1）：57-60.

[19] Huang JB，Ji GY，Xing L，et al. Implication from thyroid function decreasing during chemotherapy in breast cancer patients：chemosensitization role of triiodothyronine. BMC Cancer，2013，13：334（DOI：10.1186/1471-2407-13-334）．

[20] Hardefeldt PJ，Eslick GD，Edirimanne S. Benign thyroid disease is associated with breast cancer：a meta-analysis. Breast Cancer Res Treat，2012，133（3）：1169-1177.

[21] Sadetzki，Calderon MR，Peretz C，et al. Secondary primary breast cancer and thyroid cancers（Israel）．Cancer Causes Control，2003，14（4）：367-375.

第九章　甲状腺结节手术患者中乳腺癌的筛查诊断与治疗

第一节　甲状腺结节入院手术患者中乳腺癌的筛查诊断与治疗

乳腺癌与甲状腺疾病都是当今女性的常见病，乳腺与甲状腺同属激素反应性器官，均受到下丘脑-垂体内分泌轴的作用，内分泌功能变化与腺体疾病的发生有着密切的关系，提示乳腺癌与甲状腺疾病之间存在着一些共同的致病危险因素[1,2]。已有研究表明，不仅乳腺癌患者中甲状腺癌的发生率高于普通人群，甲状腺癌患者中乳腺癌发生率也高于普通人群[3-8]。有报道[6]，乳腺癌患者并发异时性甲状腺癌的发生率为 1.34%，甲状腺癌患者并发异时性乳腺癌的发生率为 1.07%。Sandeep 等[7]研究发现甲状腺癌或乳腺癌患者患其中另一种癌的概率比健康人群可能提高 30%。Nio 等[8]选择在 1982～2005 年接受甲状腺肿块切除术的 201 名女性患者，包括 65 名甲状腺癌、68 名甲状腺腺瘤、61 名腺瘤性甲状腺肿、7 名慢性甲状腺炎。2006 年 12 月随访这些患者，结果发现甲状腺手术患者中乳腺癌的总体发生率为 16.4%（33/201），明显高于其他恶性肿瘤：2.0% 胃癌，1.0% 子宫癌和肠癌。发生乳腺癌的患者中，甲状腺癌患者占 13.8%，甲状腺腺瘤患者占 16.2%，腺瘤性甲状腺肿占 21.3%。慢性甲状腺炎患者中未发现乳腺癌，结果提示甲状腺癌、甲状腺腺瘤及腺瘤性甲状腺肿是乳腺癌发生的危险因素，与慢性甲状腺炎无关。

因此，因甲状腺结节入院手术的患者在进行甲状腺围手术期术前准备的同时，也应注重乳房的体检和相关检查，以排除有无伴发的乳腺病变。若筛查发现同时伴发乳腺癌，应重新调整治疗方案，优先考虑乳腺癌的治疗。

一、乳腺肿块的筛查诊断

（一）临床表现

乳腺癌早期多无明显的症状和体征，不易引起患者的重视，常需通过体检或乳腺癌筛查发现。乳腺肿块是乳腺癌最常见的首发症状，大多表现为患侧乳腺的无痛性、单发肿块，不少良性肿块又有恶变可能，因此40岁以上妇女，在乳房内如发现无痛的肿块，应引起高度警惕，首先应考虑乳腺癌的可能性。

详细询问病史及临床检查后，大多数乳房肿块可得出初步诊断。但乳腺组织在不同年龄及月经周期中可以出现多种变化，因而应注意体检方法及检查时距月经期的时间。具有典型乳腺癌表现者诊断一般不困难，然而对乳房肥大、肿瘤微小或位置过深者；合并乳腺增生病，主要表现为局部腺体增厚者；或因髓样癌及周围有较多脂肪组织以致扪诊柔软者，诊断均较为困难。在临床检查时，应特别注意一些早期乳腺癌的体征，如乳腺局部腺体增厚、乳头乳晕色泽灰暗、乳头溢液、乳头糜烂、乳晕湿疹、乳头轻度偏斜或回缩，局部皮肤凹陷等，需结合影像学及病理检查，以免遗漏早期癌肿。

（二）辅助检查

1. 彩超

对于入院治疗的甲状腺结节患者，除做乳房的常规体检外，还应行乳腺彩超检查。乳腺超声检查（ultrasonography）因其简便、经济、无创，已成为乳腺肿块的常规诊断方法之一。它对致密型乳腺中的肿块比X线分辨率高，诊断符合率高。对囊肿的诊断更为准确，另外，超声可对腋下、锁骨上及胸骨旁淋巴结有无转移有预测意义。乳房肿块为低回声，边界不清呈蟹足状，且伴有丰富血流者恶性可能性较大，故超声检查对肿块的定性诊断可提供有价值的资料。

2. 钼靶

对于40岁以上或近期无生育计划的妇女，还应行乳房钼钯X线摄片检查，有利于发现不能扪及具体肿块而以乳房结构紊乱改变及不规则细小钙化表现为主的早期乳腺癌。乳腺癌的钼钯X线表现为密度增高的肿块影，边界不规则，或呈毛刺征，有时可见细砂粒样钙化点，颗粒细小、密集成簇。

3. 乳腺导管内镜

对于单乳孔乳头溢液或溢血的患者，还应行乳腺导管内镜（endoscope of mammary duct）检查。乳腺导管内镜主要适用于有乳头溢液、怀疑病变位于乳腺大导管内而临床扪不到肿块的患者，对于明确乳头溢液的性质、病变的部位有较高的临床价值。在观察病变部位的同时可取活检。其诊断的准确度与检查者的经验及活检取材的准确性有关。

4. 乳房 MRI 或 PET-CT 检查

对于乳房彩超和钼靶X线片评价较为困难者，还可行乳房磁共振检查

（MRI）或正电子发射断层显像/X 线计算机体层成像（PET-CT）检查。

（三）病理诊断

对于肿块或病变明确者，应进一步行病理检查。组织学切片病理检查是确定肿块性质最可靠的方法。乳腺活组织检查取材方法包括肿块切除活检、肿块切取活检、粗针穿刺活组织检查等。对于相对早期的乳腺癌患者，行粗针穿刺活检明确乳腺癌诊断后可行前哨淋巴结活检，前哨淋巴结活检阴性者可避免行腋窝淋巴结清扫术。对疑为乳腺癌者，也可将肿块连同周围乳腺组织一并切除，做冰冻切片或快速石蜡切片病理检查，而不宜切取活检。

临床未扪及肿块，而超声或 X 线片上显示可疑恶性病灶者，可在超声或钼靶定位下行麦默通微创切除病检。也可在 X 线立体定位下通过穿刺针插入带钩金属丝定位以提高切取的准确性，定位后切除金属钩所在部位组织做冰冻及石蜡切片。

二、治疗

甲状腺癌大多为分化型甲状腺癌，病情相对乳腺癌温和，分化型甲状腺癌同时伴发乳腺癌时，应优先考虑乳腺癌的治疗。因此，若甲状腺结节患者入院手术检查发现同时伴有乳腺结节，应尽量于术前明确乳腺结节的性质，以利于治疗方案的选择。

（一）甲状腺结节伴乳腺结节的处理

（1）对于临床可扪及的乳腺包块建议行空心针穿刺活检，若为良性或病检不能明确者，可与甲状腺结节同期施行手术治疗；符合麦默通手术指征者，也可在甲状腺手术前行超声定位下乳腺包块麦默通微创切除活检。

（2）对于临床不可扪及的乳腺包块而符合麦默通手术指征者，可于甲状腺手术前行超声定位下乳腺包块麦默通微创切除活检。

（3）对于临床没有明确乳腺包块而乳腺钼靶显示小范围大量成簇、细小钙化或可疑微小钙化病灶者，建议甲状腺手术前行钼靶立体定位乳腺病灶麦默通微创活检，明确乳腺病变性质。

（4）对于临床没有明确乳腺包块而乳腺钼靶检查发现大量成簇细小钙化或可疑微小钙化病灶，或乳腺钼靶发现其他类型的 BI-RADS ≥ 4 级的病灶，并且超声无法准确定位者，建议甲状腺手术前行钼靶立体定位乳腺病灶麦默通微创活检或钼靶导丝定位乳腺微小钙化灶切除活检，明确乳腺病变性质。

（5）对于临床不能扪及而超声或钼靶定位切除困难者需门诊短期（3～6个月一次）随访。

（二）甲状腺癌伴乳腺癌的处理

对于甲状腺癌入院手术发现伴发乳腺癌者，如甲状腺包块没有明显压迫、转移征象，应优先安排乳腺癌的治疗。具体治疗方法参见本书第八章第二节乳腺癌患者首次确诊时伴甲状腺癌的处理。

第二节 甲状腺术后患者中乳腺癌的筛查诊断与治疗

一、甲状腺良性结节术后患者中乳腺癌的筛查诊断与治疗

研究认为乳腺癌与甲减存在一定的相关性，甚至有人认为甲减是乳腺癌发生的危险因素[9-14]，与乳腺癌预后不良有关[15]，可能促进肿瘤的生长转移[16,17]。而甲状腺次全切除术后10年的甲减累计发生率约为40%[9]，可见甲状腺结节行甲状腺手术后的患者有较高的甲减发生率。因此，甲状腺术后应定期检测甲状腺功能以发现甲减患者，及时给予左甲状腺素片替代治疗，纠正甲减，并根据检测结果随时调整甲状腺素的用量。在进行甲状腺检查的同时，也应定期检查乳腺并定期行乳腺彩超及钼靶检查，对发现乳腺病变者及时处理（参见本章第一节）。

二、甲状腺癌术后患者中乳腺癌的筛查诊断与治疗

甲状腺癌与乳腺癌同时或先后诊断在临床上较为常见，研究显示，甲状腺癌患者或乳腺癌患者与正常健康人群相比更易发生原发性乳腺癌或甲状腺癌。Ron等[18]报道，初次诊断为甲状腺癌或乳腺癌的女性患者中，年龄小于40岁者有更高的发生第二肿瘤的风险。组织学分型显示，滤泡状甲状腺癌或乳头状与滤泡状混合型甲状腺癌患者更易发生原发性乳腺癌，并认为乳腺癌与甲状腺癌可能存在某些共同的致病途径。Chen等[5]研究发现，首发为甲状腺癌的患者中，特别是绝经前患者中，一般均在其手术治疗后进行序贯性的放射性碘治疗，此后其患乳腺癌的风险是对照组的1.9倍，推测甲状腺癌术后进行放射性核素治疗，可能是正常乳腺组织细胞发生癌变的一个重要启动因素。

有研究认为，由于碘在维持乳腺组织完整性中发挥重要作用，哺乳期乳腺组织及病理状态的乳腺组织存在钠-碘转运体的高表达和碘的高吸收，这被认为是

组织缺碘的一种表现。因此在放射性核素治疗过程中，乳腺组织吸收了一定量的放射性碘，而且碘吸收量高的部位往往是有病变的乳腺组织，放射线更易诱发肿瘤的产生[19,20]。

　　因此，甲状腺癌手术后的患者，尤其是接受了放射性核素治疗的患者，在甲状腺癌术后定期随访的同时，也应定期检查乳腺并定期行乳腺彩超及钼靶检查，对发现乳腺病变者及时处理（参见本章第一节）。

（李　欣　黄剑波　孔令泉）

参 考 文 献

[1] 赵春霞，卢林捷，孔令泉. 乳腺原位癌并发甲状腺微小乳头状癌一例. 中华内分泌外科杂志，2015，9（5）：440.

[2] 任圣男，李婷，张研，等. 乳腺癌与甲状腺疾病相关性研究进展. 中国普通外科杂志，2012，21（11）：1420-1423.

[3] 赖兴建，张波，姜玉新，等. 甲状腺及乳腺多原发癌临床及超声特征. 协和医学杂志，2014，5（1）：22-25.

[4] Park JS, Oh KK, Kim EK, et al. Sonographic detection of thyroidcancer in breast cancer patients. Yansei Med J, 2007, 48（1）：63-68.

[5] Chen AY, Levy L, Goepfert H, et al. The development of breast carcinoma in women with thymid carcinoma. Cancer, 2001, 92（2）：225-231.

[6] Sade tzki, Calderon-Margalit R, Peretz C, et al. Secondary primary breast cancer and thyroid cancers（Israel）. Cancer Causes Control, 2003, 14（4）：367-375.

[7] Sandeep TC, Stachan MW, Reynold RW, et al. Secondary primary cancer in thyroid cancer patients. A multinational record linkage study. J Clin Endocrinal Metab, 2006, 91（5）：1819-1825.

[8] Nio Y, Iguchi C, Itakura M, et al. High incidence of synchronous or metachronous breast cancer in patients with malignant and benign thyroid tumor or tumor-like disorders. Anticancer Res, 2009, 29（5）：1607-1610.

[9] 孔令泉，赵春霞. 伴甲低（减）的乳腺癌的处理//吴凯南主编. 实用乳腺肿瘤学. 北京：科学出版社，2016：4.

[10] 徐建红，钮丽萍. 乳腺癌患者治疗前后测定血清甲状腺激素、CA153和高敏C-反应蛋白水平的临床价值. 南通大学学报（医学版），2015，35（2）：126-128.

[11] Fierabracci P, Pinchera A, Campani D, et al. Association between breast cancer and autoimmune thyroid disorders：no increase of lymphocytic infiltrates in breast malignant tissues. Endocrinol Invest, 2006, 29（3）：248-251.

[12] Kuijpens JL, Nyklictek I, Louwman MW, et al. Hypothyroidism might be related to breast cancer in post-menopausal women. Thyroid, 2005, 15（11）：1253-1259.

[13] Cristofanilli M, Yamamura Y, Kau SW. Thyroid hormone and breast carcinoma; primary hypo-thyroidism is associated with a reduced incidence of primary breast carcinoma. Cancer, 2005, 103 (6): 1122-1128.

[14] 黄剑波, 金梁斌, 孔令泉. 乳腺癌患者治疗期间甲状腺功能的变化研究. 重庆医科大学学报, 2014, 39 (1): 57-60.

[15] Sandhu MK, Brezden-Masley C, Lipscombe LL, et al. Autoimmune hypothyroidism and breast cancer in the elderly. Breast Cancer Res Treat, 2009, 115 (3): 635-641.

[16] Mittra I, Hayward JL. Hypothalamic-pituitary-thyroid axis in breast cancer. Lancet, 1974, 1 (7863): 885-889.

[17] Martinez-Iglesias O, Garcia-Silva S, Regadera J, et al. Hypothyroidism enhances tumor invasiveness and metastasis development. PLoS One, 2009, 4 (7): 6428.

[18] Ron E, Curtis R, Hoffman DA, et al. Multiple primary breast and thyroid cancer. Br J Cancer, 1984, 49 (1): 87-92.

[19] Goldman MB, Maloof F, Monson RR, et al. Radioactive iodine therapy and breast cancer. A follow-up study of hyperthyroid women. Am J Epidemiol, 1988, 127 (5): 969-980.

[20] 陈剑, 吴毅. 甲状腺癌与乳腺癌关系的研究进展. 中国癌症杂志, 2011, 21 (2): 148-152.

附录 专业术语汉英对照

超声检查 ultrasonography

成年型甲减 adult hypothyroidism

垂体性甲减 pituitary hypothyroidism

磁共振成像 magnetic resonance imaging，MRI

促甲状腺素 thyroid stimulating hormone，TSH

促甲状腺素释放激素 thyrotropin-releasing hormone，TRH

呆小病 cretinism

单纯性甲状腺肿 simple goiter

淡漠型甲亢 apathetic hyperthyroidism

低 T_3 综合征 low T_3 syndrome

地方性甲状腺肿 endemic goiter

毒性甲状腺肿 toxic goiter

反式三碘甲腺原氨酸 reverse triiodothyronine，rT_3

非毒性甲状腺肿 nontoxic goiter

分化型甲状腺癌 differentiated thyroid cancer，DTC

高功能腺瘤 hyperfunctional adenoma

基础代谢率 basic metabolic rate，BMR

继发性甲减 secondary hypothyroidism

继发性甲亢 secondary hyperthyroidism

甲状腺 thyroid gland

甲状腺毒症 thyrotoxicosis

甲状腺高功能腺瘤 thyroid hyperfunctional adenoma

甲状腺功能减退症 hypothyroidism

甲状腺功能亢进症 hyperthyroidism

甲状腺功能正常的病态综合征 euthyroid sick syndrome ESS

甲状腺过氧化物酶抗体 thyroid peroxidase antibody，TPOAb

甲状腺激素抵抗综合征 thyroid hormone resistance syndrome，THRS

甲状腺激素受体 thyroid hormone receptor，TR

甲状腺结合蛋白 thyroid binding protein，TBG

甲状腺滤泡状癌 follicular thyroid carcinoma，FTC

甲状腺球蛋白 thyroglobulin，TG

甲状腺球蛋白抗体　thyroglobulin antibody，TGAb

甲状腺乳头状癌　papillary thyroid carcinoma，PTC

甲状腺髓样癌　medullarythyroid carcinoma，MTC

甲状腺危象　thyroid crisis

甲状腺微粒体抗体　thyroid microsomal antibody，TMAb

甲状腺肿　goiter

结节性毒性甲状腺肿　nodular toxic goiter

降钙素　calcitonin

巨细胞性甲状腺炎　giant cell thyroiditis

临床甲减　overt hypothyroidism

麦默通　mammotome

钠-碘转运体　Na^+/I^- symporter，NIS

黏液性水肿昏迷　myxedema coma

破坏性甲状腺毒症　destructive thyrotoxicosis

桥本甲状腺炎　Hashimoto's thyroiditis，HT

乳腺导管内镜　endoscope of mammary duct

乳腺肿瘤甲状腺病学　breast oncothyrology

三碘甲腺原氨酸　triiodothyronine，T_3

三发性甲减　tertiary hypothyroidism

四碘甲腺原氨酸　tetraiodothyronine，T_4

突眼性甲状腺肿　exophthalmic goiter

未分化型甲状腺癌　undifferentiated thyroid cancer，UTC

萎缩性甲状腺炎　atrophic thyroiditis

无痛性甲状腺炎　painless thyroiditis

细针穿刺抽吸活检　fine needle aspiration biopsy，FNAB

细针针吸细胞学　fine needle aspiration cytology，FNAC

下丘脑-垂体-甲状腺轴　hypothalamus-pituitary-thyroid axis

下丘脑性甲减　hypothalamic hypothyroidism

亚急性甲状腺炎　subacute thyroiditis

亚急性淋巴细胞性甲状腺炎　subacute lymphocytic thyroiditis

亚急性肉芽肿性甲状腺炎　subacute granulomatous thyroiditis

亚临床甲减　subclinical hypothyroidism

游离甲状腺素　free tetraiodothyronine，FT_4

游离三碘甲腺原氨酸　free triiodothyronine，FT_3

幼年型甲减　juvenile hypothyroidism

原发性甲减　primary hypothyroidism

原发性甲亢　primary hyperthyroidism

正电子发射断层显像/计算机体层成像　positron emission tomography/computed tomography，

PET-CT

中枢性甲减　central hypothyroidism

自身调节　autoregulation

自身免疫性甲状腺病　autoimmune thyroid diseases，AITD

总甲状腺素　total tetraiodothyronine，TT_4

总三碘甲腺原氨酸　total triiodothyronine，TT_3

左甲状腺素　levothyroxine，$L\text{-}T_4$，优甲乐

TSH 受体　TSH receptor，TSHR

TSH 受体刺激性抗体　TSHR stimulation antibody，TSAb

TSH 受体刺激阻断性抗体　TSHR stimulation-blocking antibody，TSBAb

TSH 受体抗体　TSH receptor antibodiy，TRAb

（Bilal Arshad　Vishnu Prasad Adhikari　魏余贤）